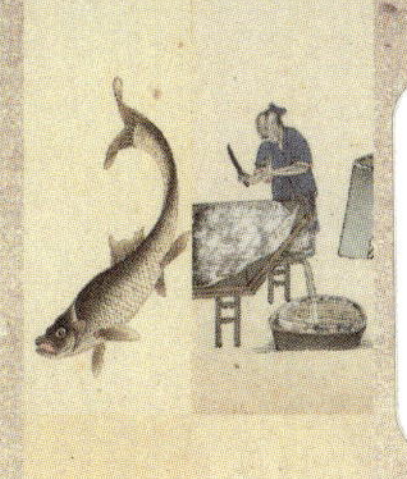

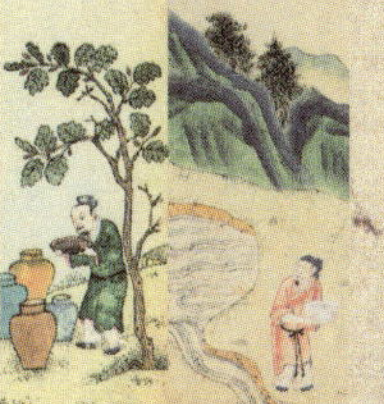
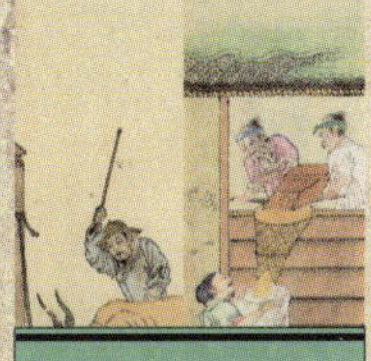
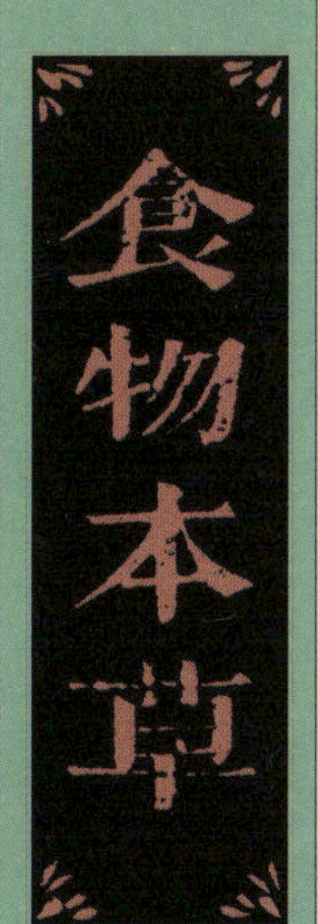

卷叁
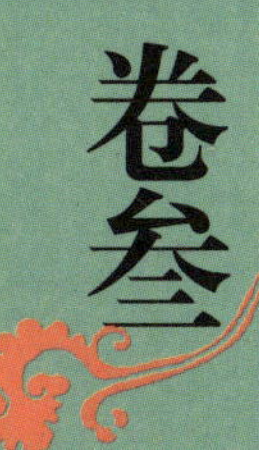
北京圖書館出版社

食物本草
卷叁書影

◉白鵝

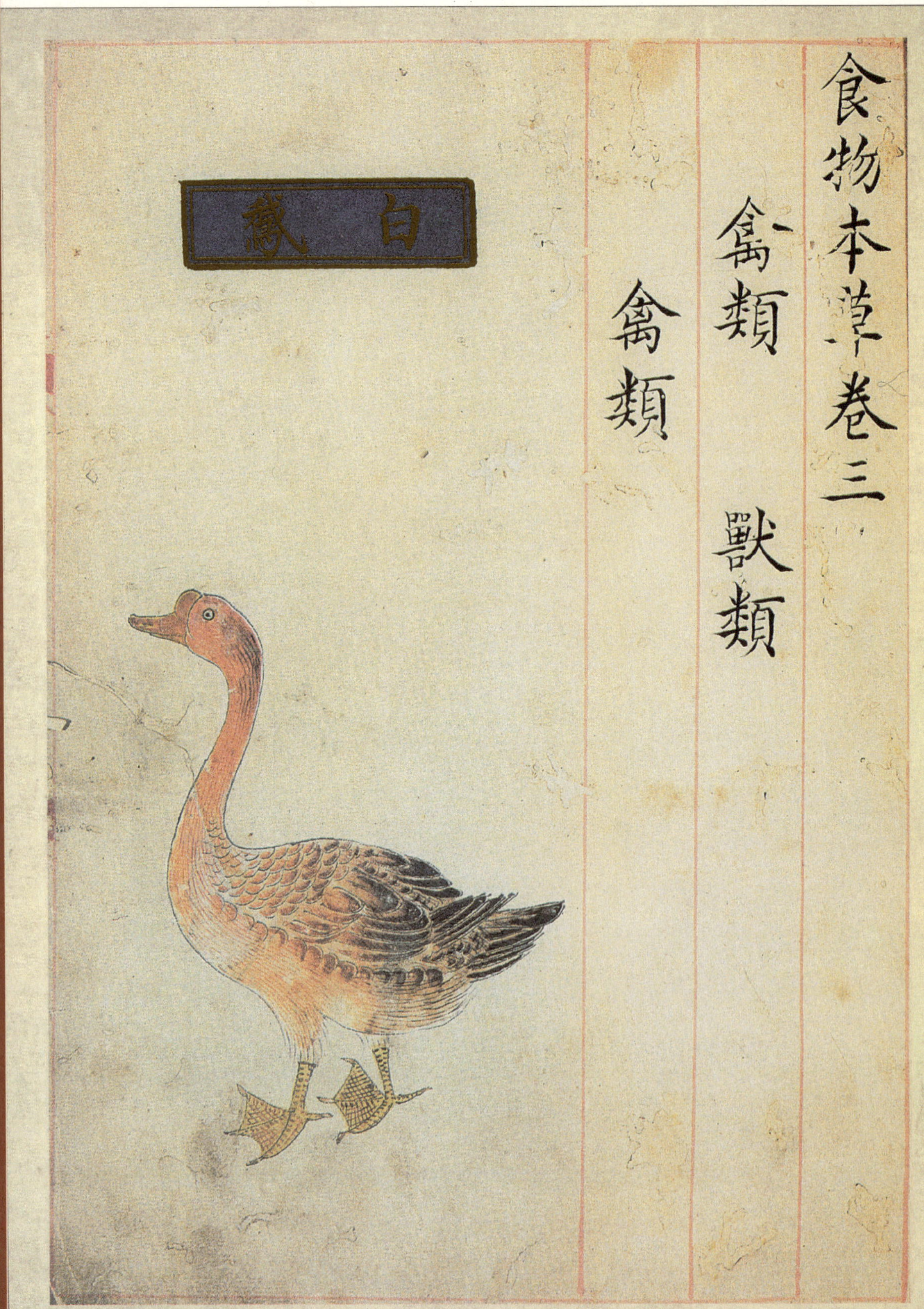

◉蒼鵝

蒼鵞

鵞肉利五臟鮮煩止渴白者勝又云性冷不可多食令人霍亂發痼疾白鵞膏氣微寒無毒主耳卒聾以灌之又潤皮膚毛主射工水毒又飲其血及塗身又主

小兒驚癇極者又燒灰主噎蒼者有毒
發瘡膿卵温補中益氣補五臟多食發
冷疾

白鴨

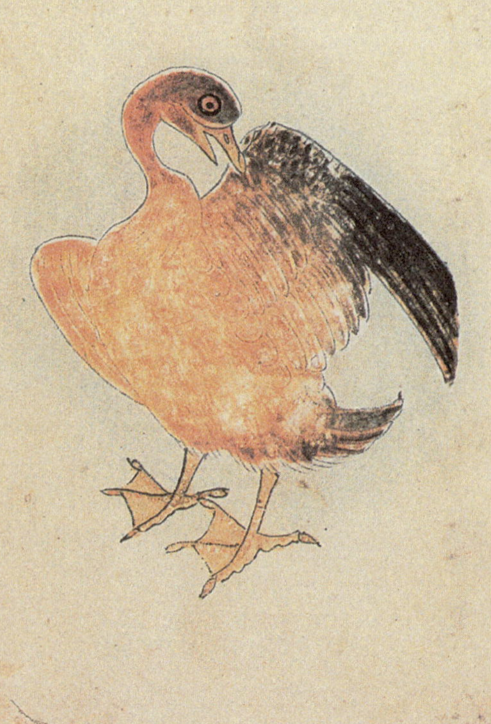

◉黄雌鸭

◉绿头鸭

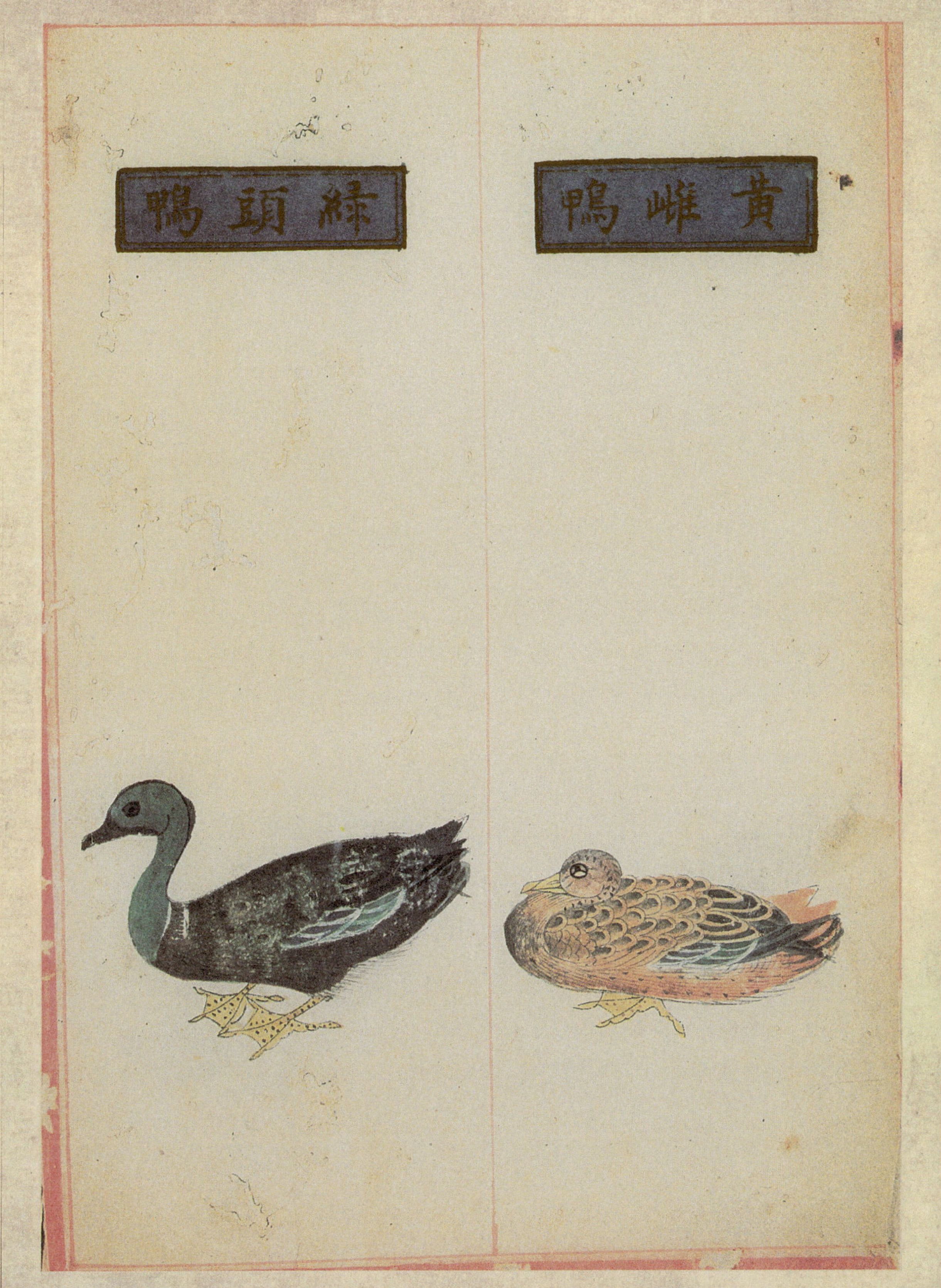

◉青頭鴨

◉黑頭鴨

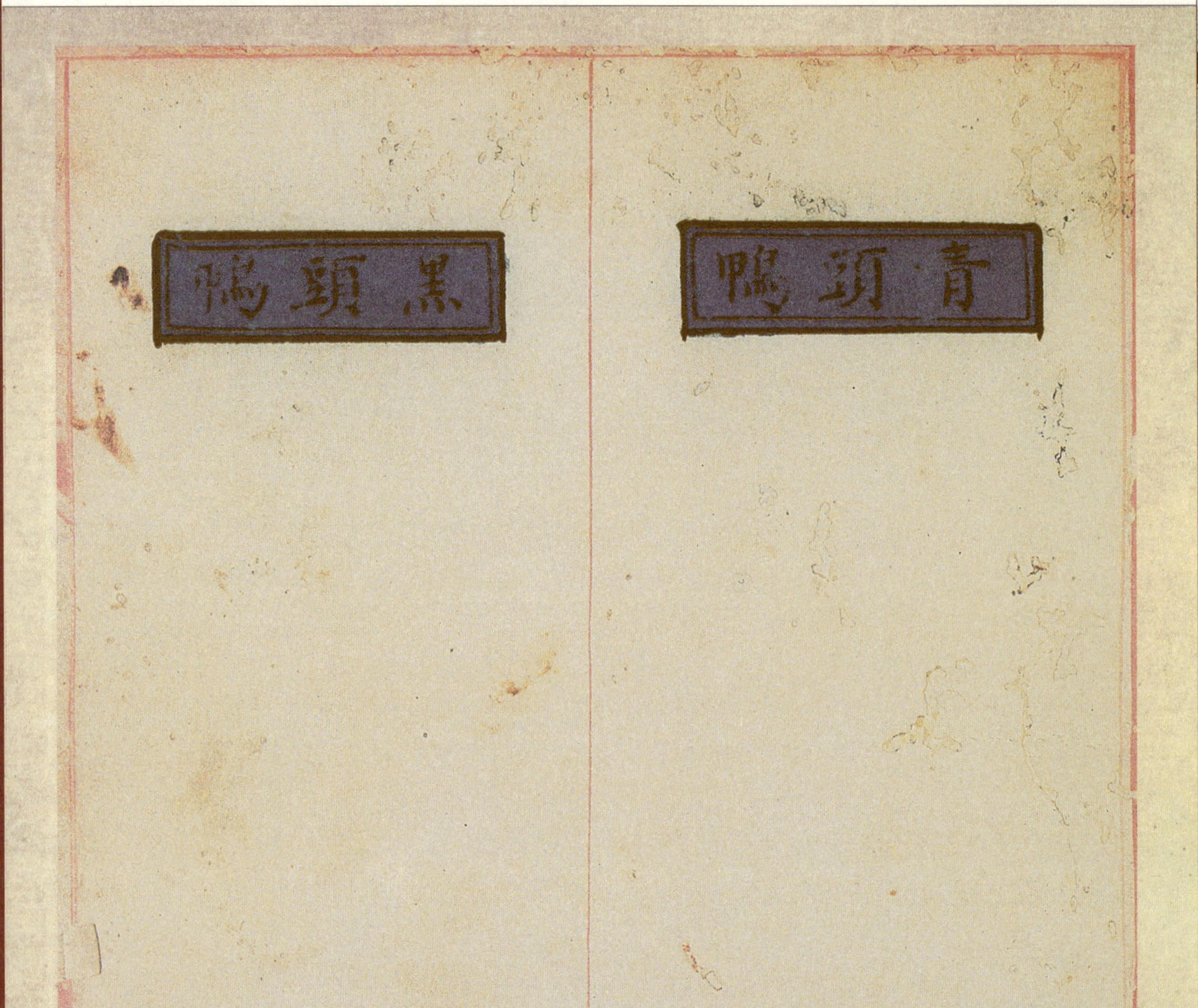

鴨肉補虛除熱和臓腑利水道消脹止驚
癇解丹毒止痢血解毒頭治水腫白鴨
尤佳屎殺石藥毒解結縛散　熱主熱
毒痢為末水調服之熱腫毒瘡和鷄卵
白傅　又傅蚰蜒咬瘡良黄雌鴨最補
緑頭鴨青頭鴨佳黒鴨滑中發冷痢脚
氣卵微寒主心膈熱發氣弁冷疾小兒
食之脚軟鹽醃者稍可肉與卵並不可

◉丹雄鷄

◉烏雄鷄

與鱉肉同食……八

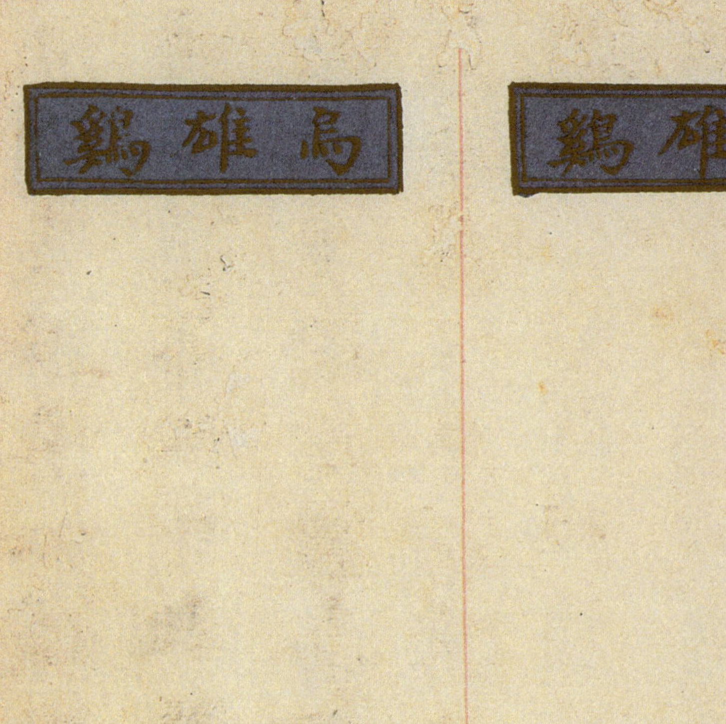

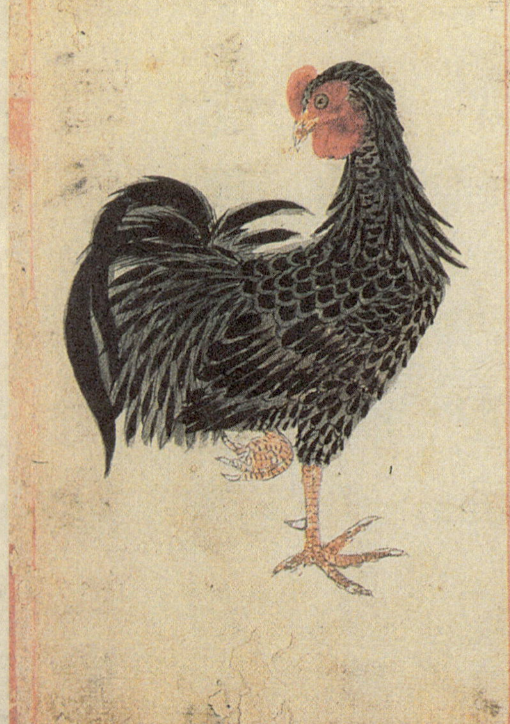

◉黑雌鷄

◉白雄鷄

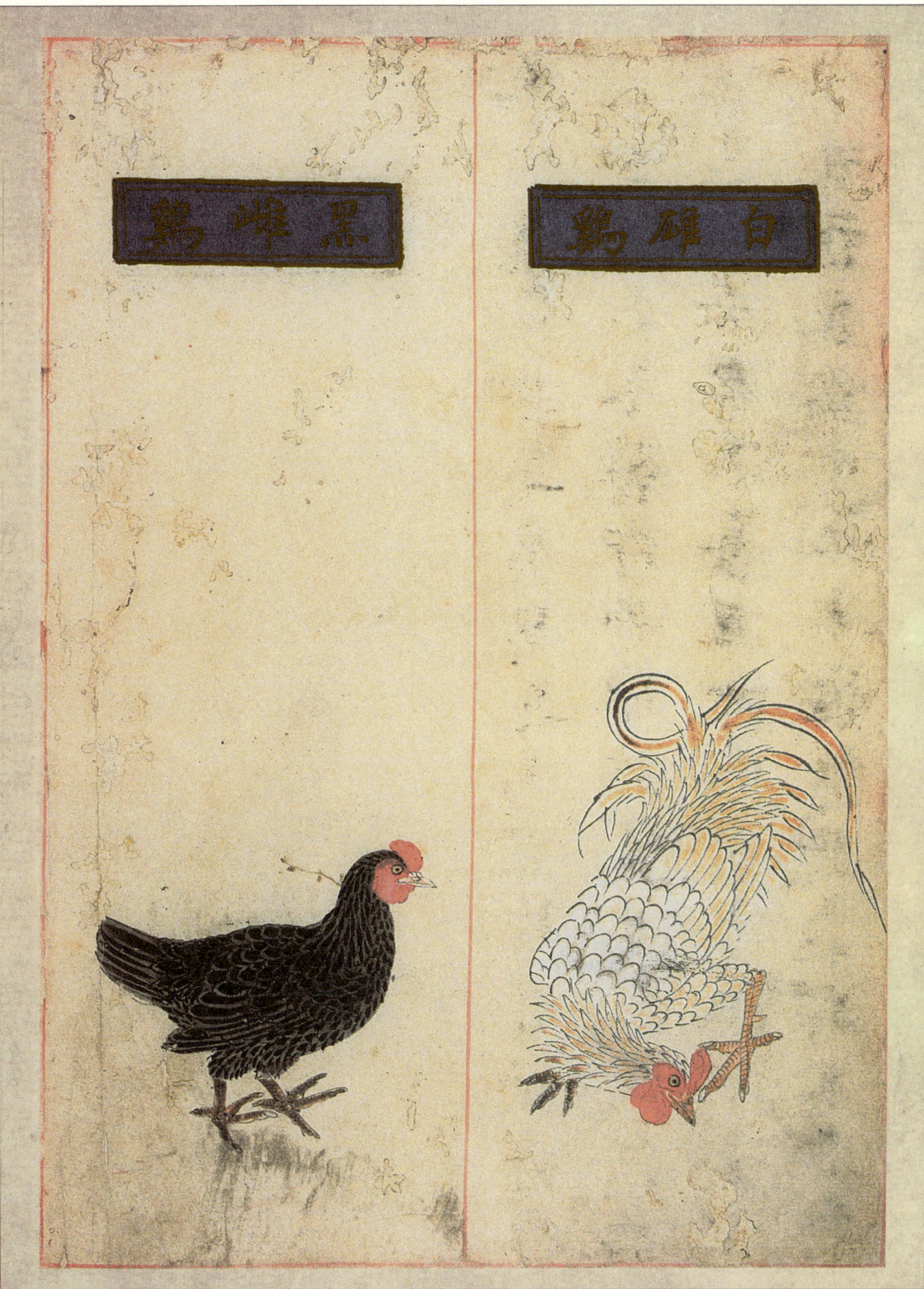

◉黄雌鷄

黄雌鷄

雞補虛羸甚要屬巽巽為風故有風病人食之無不發作丹雄鷄味甘氣微温無毒一云有小毒主女人崩中漏下赤、沃補虛温中止血通神殺毒辟不者刺

血滴口主乳難療白癜風諸瘡人自縊
死心下温佯冠血益氣中男雌女雄[illegible]
蟲入耳中滴之即出頭主殺鬼烏雄鷄
肉微温無毒主補虚弱止心腹痛安胎
療折傷痺病膽主療目不明肌瘡心主
五邪肝及左翅毛主起陰冠血主乳難
血主痿折骨痛及痿痺肪主耳聾腸主
遺溺小便數不禁肶內黃皮微寒主洩

痢小便遺溺除熱止煩并尿血崩中帶
下屎白微寒主消渴傷寒寒熱破石淋
及轉筋臧瘢痕傅風痛白雄雞肉味酸
微温主下氣療狂邪安五臟傷中消渴
調中利小便去丹毒三年者能為神鬼
所使黑雌雞肉味甘温無毒主風寒濕
痺安胎止產後下血虛羸五緩六急安
心定志除邪辟惡腹痛及瘻折骨痛亂

難翮羽主下血閉黃雌鷄肉味甘酸温
平無毒主傷中消渴小便數不禁腸澼
洩痢補益五臟續絶傷添精髓止勞劣
助陽利水腫筋骨主小兒羸瘦食不生
肌鷄子主除熱火瘡癇痙可作琥珀神
物卵白微寒療目熱赤痛除心下伏熱
止煩滿欬逆小兒下洩婦人產難胞衣
不出醯清之療黃疸破大煩熱卵中白

皮主久欬結氣麻黄紫苑和服之立愈凡鷄以光粉和飲喂之後取食之尤補益卵黄溫卵白微寒黄鷄所下者為最素問曰陰不足補之以血鷄卵血也卵不可多食動風氣有毒醋解之抱鷄肉不可食發疸鷄具五色者勿食與烏鷄白頭者又不可與蒜薤芥菜李子牛肉兎肉汁肝腎同食各致病小兒五歲以

◉鶩肪

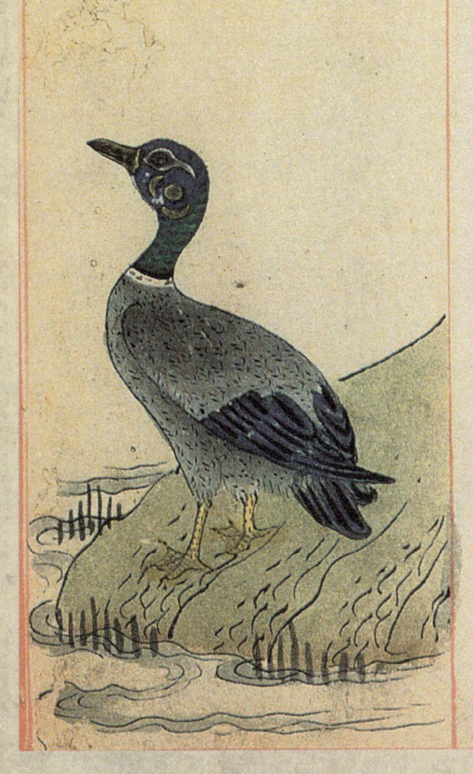

下不可與鷄肉食令生蟲妊娠食亦令子腹内生蟲丹溪言鷄助肝火衍義云雞動風者亦習俗所疑然鷄屬土而有金與木火性補故助濕中之火病邪得之為有助而病劇也

鶩肪味甘無毒主風虛寒熱考之禮云庶人執鶩尸子云野鴨為鳧 鴨為鶩然王勃滕王閣序又謂落霞與孤鶩齊飛則野鴨亦謂之鶩唐本別錄云鴨肪主水腫陶隱居言此鶩為家鴨肪用者擇之

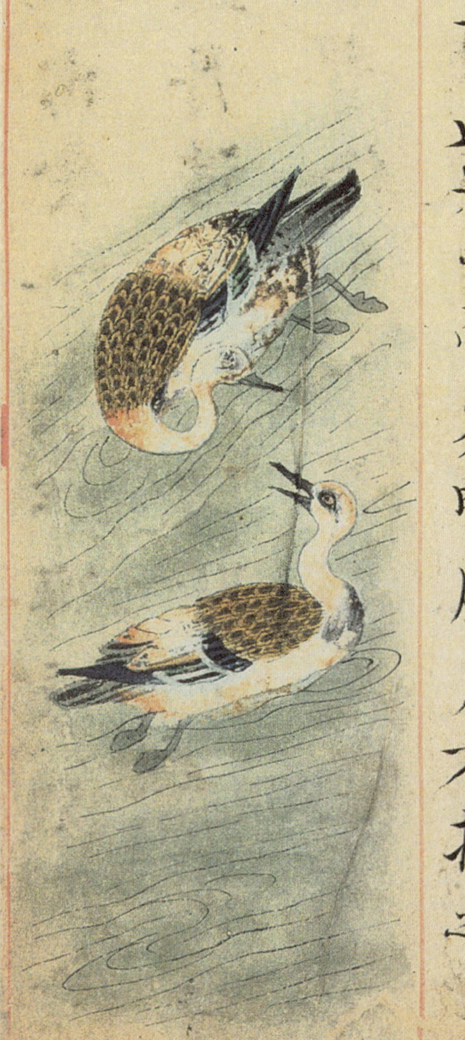

◉刀鴨

刀鴨

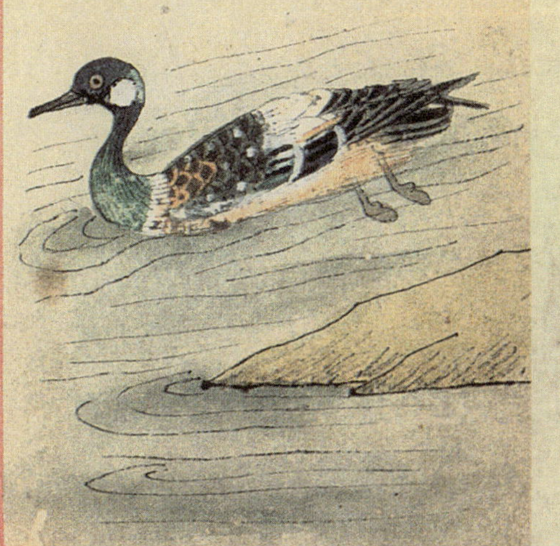

◉油鴨

油鴨

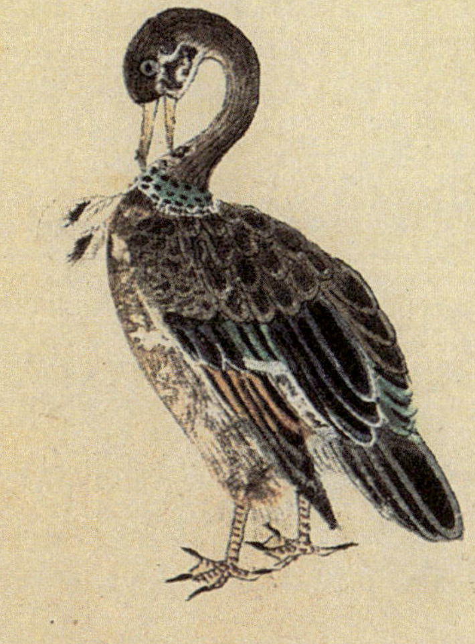

野鴨涼無毒補中益氣助力大益病人消

◉鳩

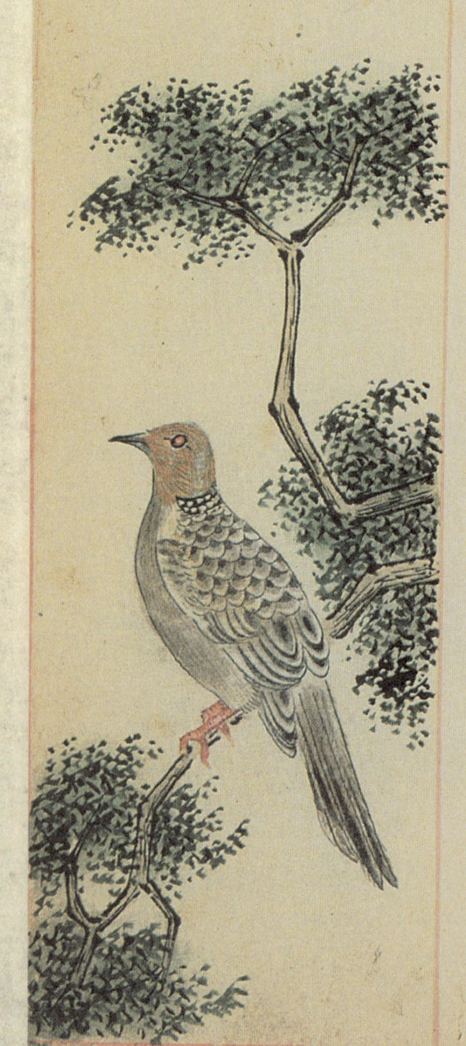

食穀十二種蟲又多年小熱瘡多食即差一種小者名刀鴨味最重食之更補人虛九月後至立春前食之絕勝鴨可與木耳胡桃豆豉同食又一種名油鴨味更佳

鳩味甘氣平無毒主明目補氣助陰陽有有斑者有無斑者大者小者之不一其用一也詩名鵻又睢鳩水鳥也

黃褐侯鳩

黃褐侯鳩類主蟻瘻惡瘡安五臟助氣虛

損排膿血并一切癰癤五味醃炙食之極甘美一種青鳩同用

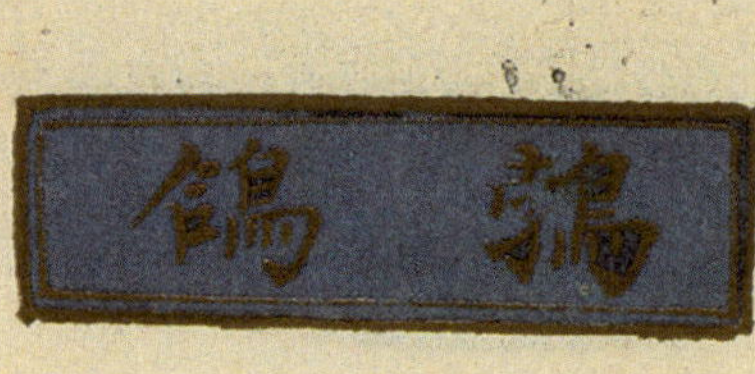

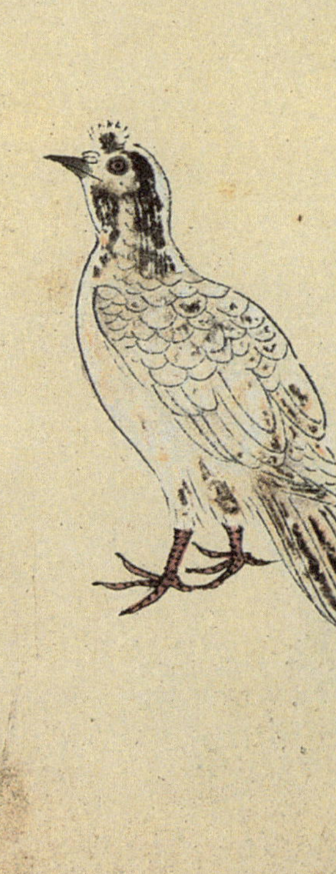

鵓鴿肉暖無毒調精益氣解一切藥毒每食之益人若服藥人食之減藥力無效又

◉鴈

◉鴇

治惡瘡疥癬風瘙白癩癧瘍風炒酒服之白色者佳

鴈

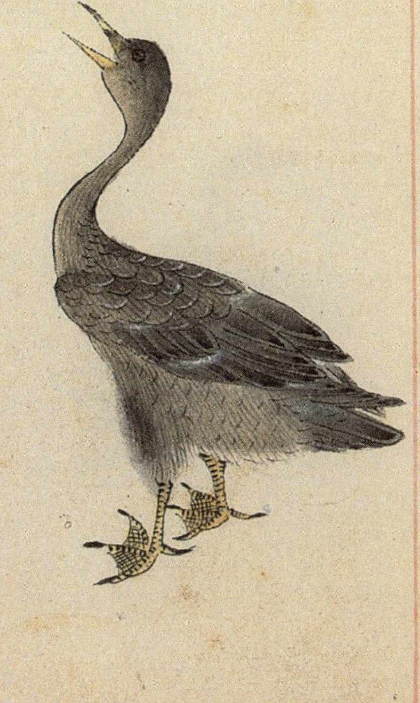

鴇

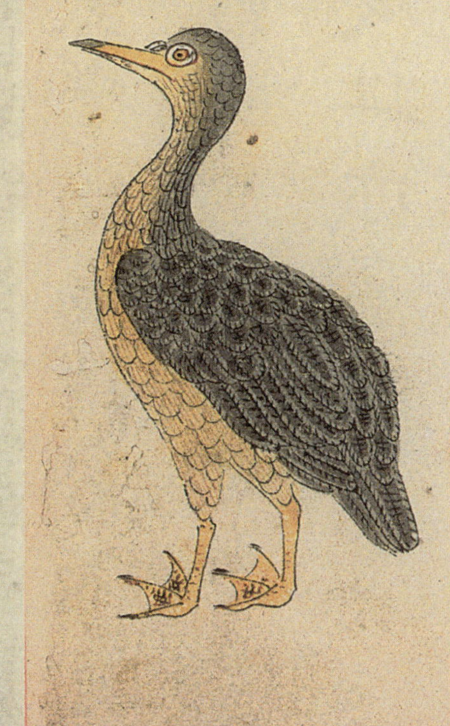

鴈味甘氣平無毒主風攣拘偏枯氣不通利久服益氣不饑輕身耐老六月勿食傷神氣一種鴇無後趾亦鴈頭

鵪鶉

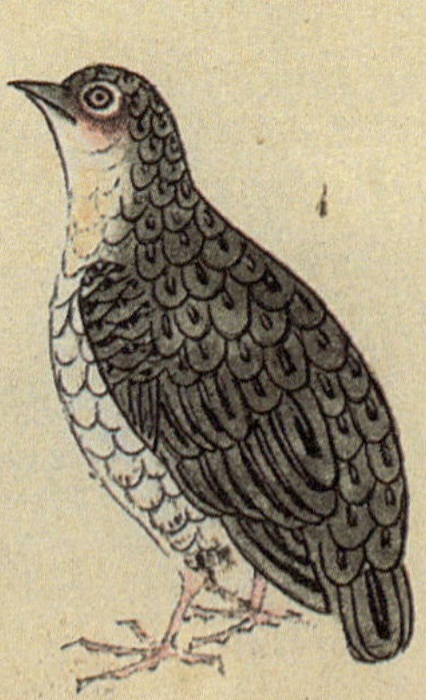

鵪鶉味甘平補五臟益中續氣實筋骨耐寒溫消結熱小豆和生薑煮食之止洩

痢酥煎令人下焦肥與猪肉同食令人生小黑子和菌子食發痔小兒患疳及下痢五色旦旦食之有效春月勿食本草言蝦蟆所化素問言田鼠化為鴽即鶉也寇宗奭曰鶉有雌雄卵生非化也

雉

雉肉味酸微寒無毒一云温微毒補中益氣力止洩痢小便多除蟻瘻又治消渴飲水無度雉和盐豉作羮食又治脾胃氣虚下痢日夜不止腸滑不下食良又云雖野味之貴食之損多益少九月十一月食之有補餘月有小毒發五痔疥瘡又不可與胡桃木耳菌蕈同食發痔疾立下血有痼疾不可食一種微小於

雉走而且鳴詩所謂有集維鷮是也

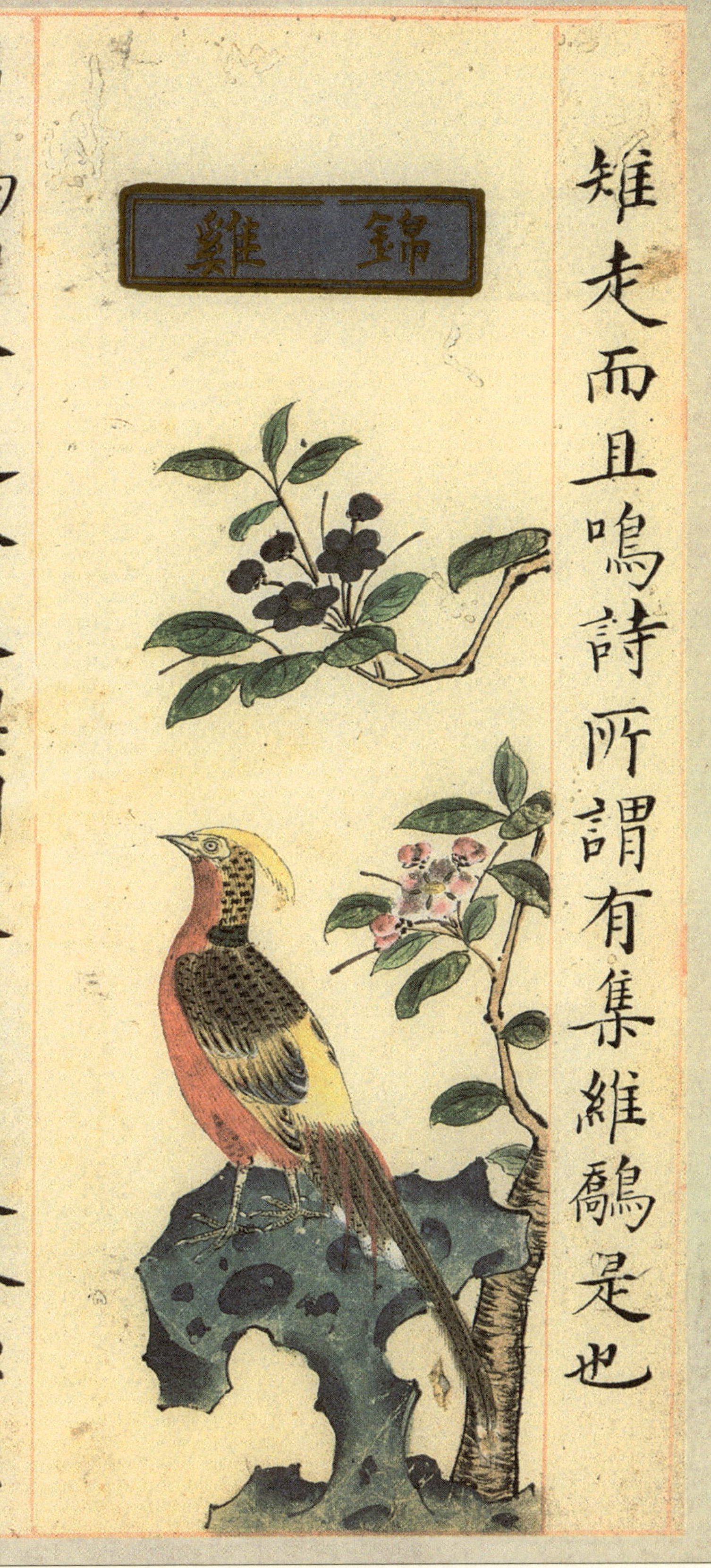

錦鷄肉食之令人聰明文彩形狀略似雄雉毛羽皆作圓斑點尾倍長嗉有肉綬睛則舒於外人謂之吐錦。

◉練鵲

◉鷓鴣

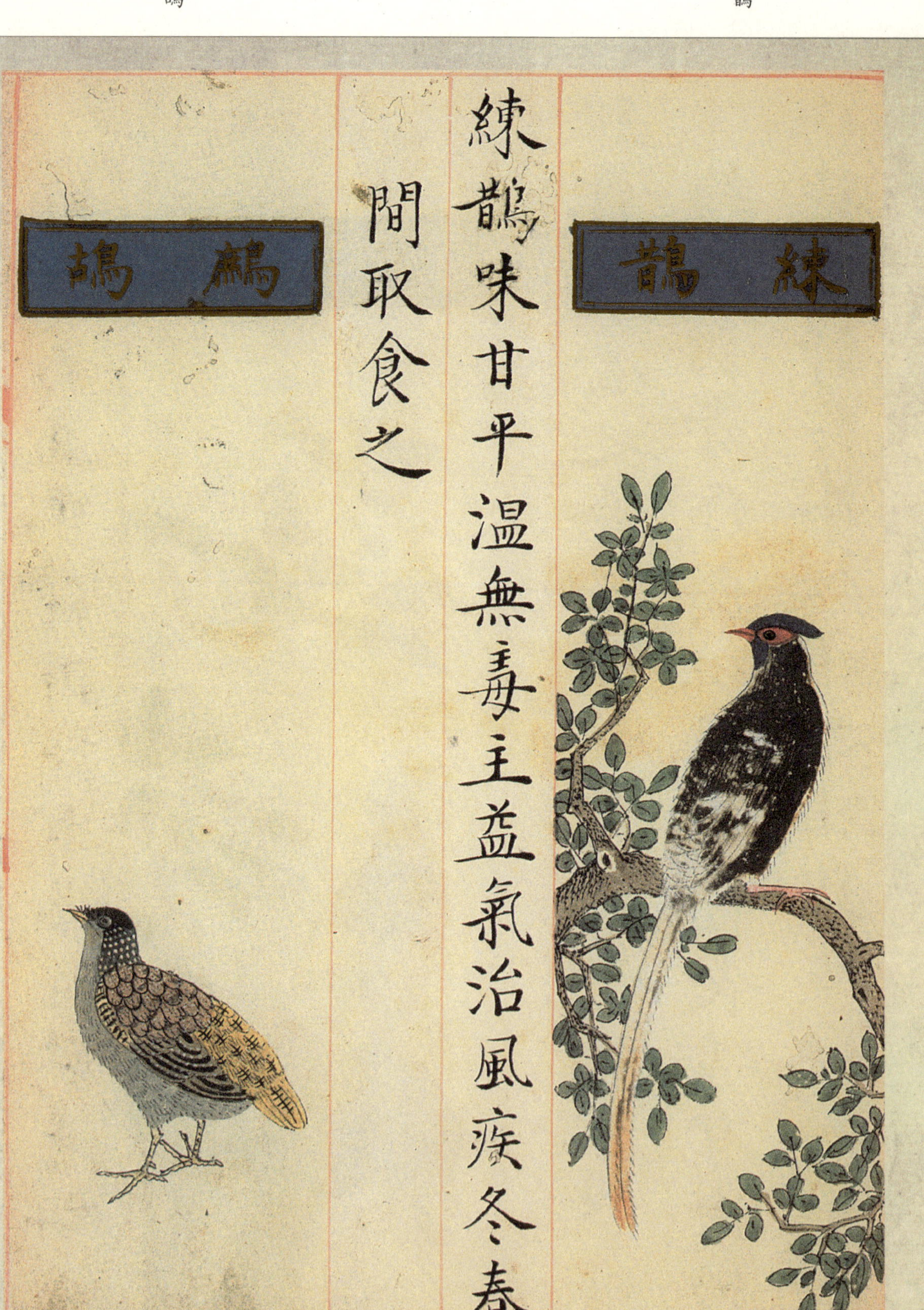
練鵲

練鵲味甘平温無毒主益氣治風疾冬春間取食之

鷓鴣

雀

鷓鴣味甘温無毒主補五臟益心力解野葛蛇菌等毒及瘟瘴病久而危者合毛熬酒漬之或生擣汁服良脂澤手不裂食之忌笋

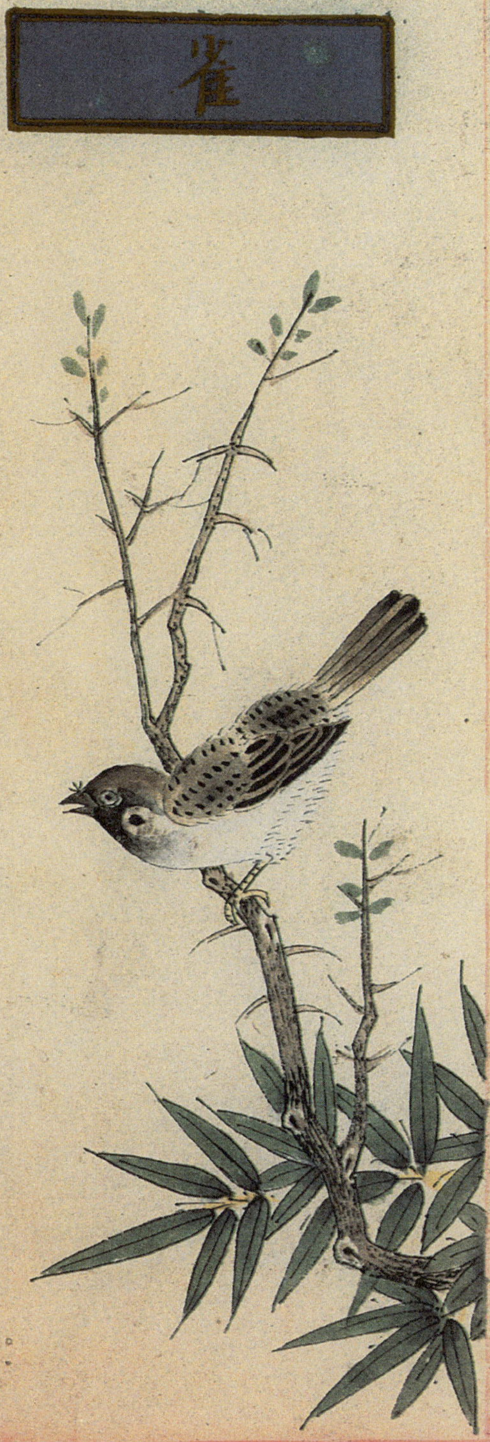

黄雀

雀肉大温無毒起陽道益精髓暖腰膝令有子冬月者良取其陰陽未决也卵味酸氣温無毒主下氣男子陰痿不起強之令熱多精有子腦主耳聾塗凍瘡立

差頭令主雀盲鷄矇眼是也雄雀屎名白丁香兩頭尖者是五月取之良研如粉煎甘草湯浸一宿乾任用療目赤痛生胬肉赤白膜赤脉貫瞳用男首生乳和如薄泥點之即消神效決癰癤塗之立潰女下帶下溺不利蜜和丸服又急黄欲危以兩枚研水温服愈齲齒有蟲痛用綿裹塞孔内日一二易之喉痺〻

◉蒿雀

禁研調温水灌之半錢匕又除疝瘕痃癖諸塊伏梁一種似雀而小八九月内群飛田間謂之黄雀亦可食用稍不及

蒿雀

蒿雀味甘温益陽道腦塗凍瘡手足不皸

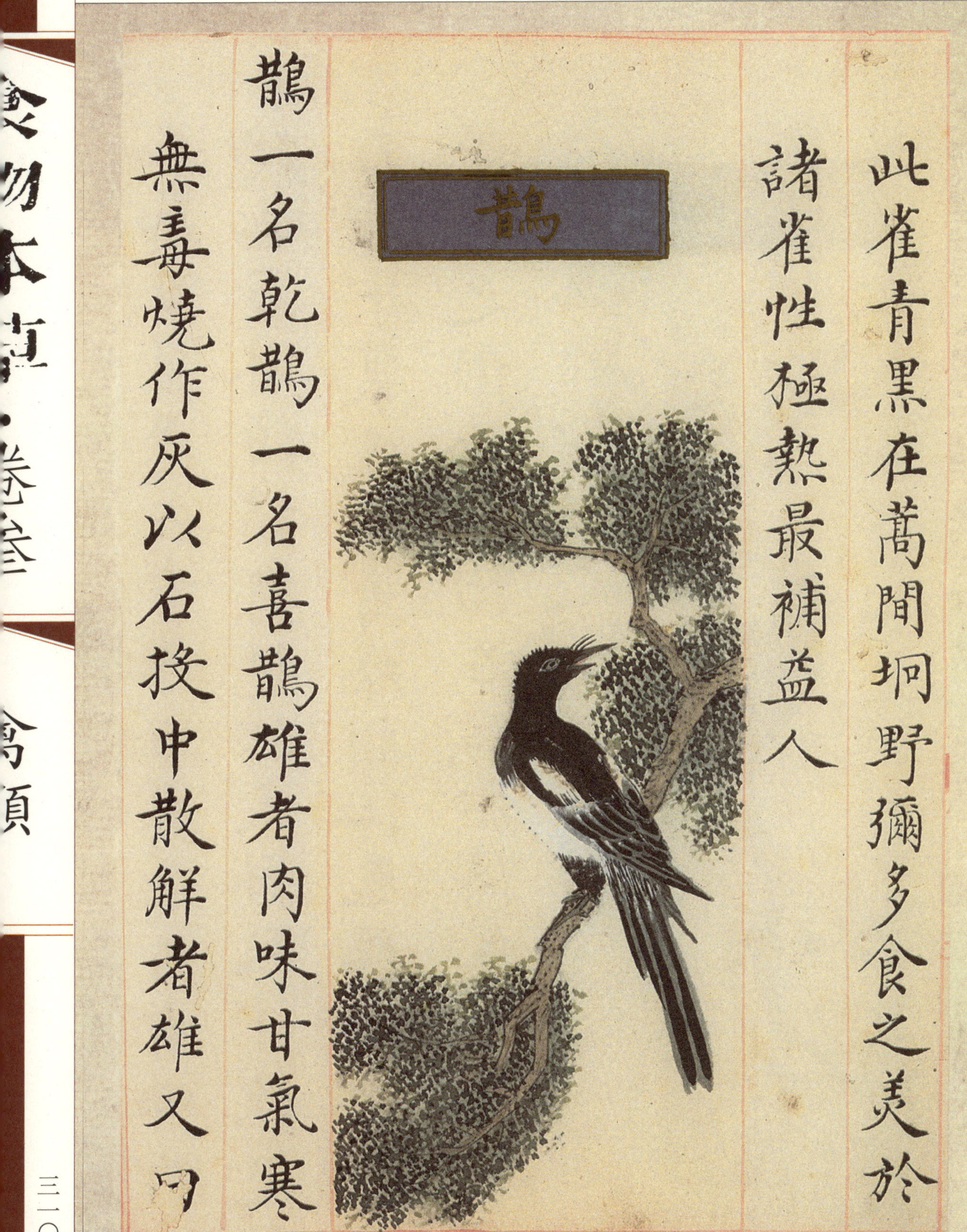

此雀青黑在蒿間坰野彌多食之美於諸雀性極熱最補益人

鵲一名乾鵲一名喜鵲雄者肉味甘氣寒無毒燒作灰以石投中散解者雄又曰

◉鴝鵒

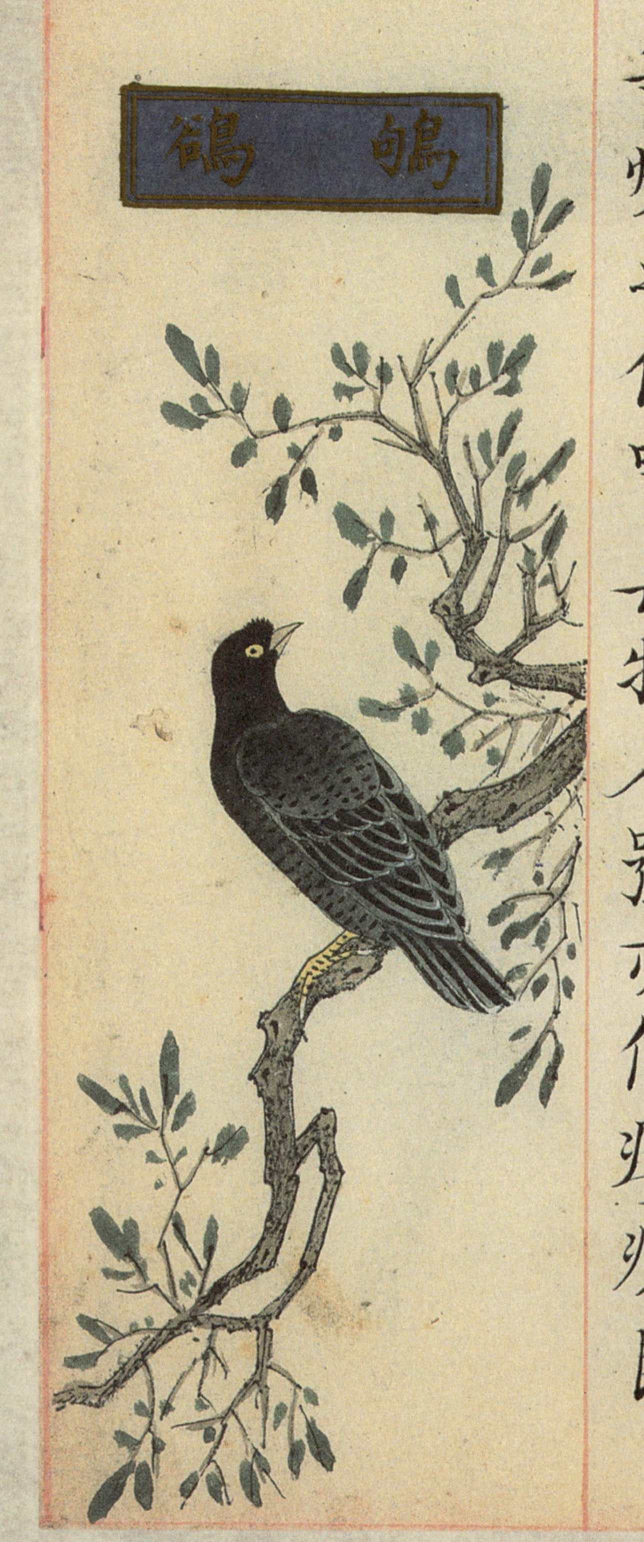

凡鳥左翼覆右者雄右翼覆左者雌雄鸛主石淋消結熱燒作灰淋取汁飲之石即下巢多年者療顛狂鬼魅及蠱毒等燒之仍呼祟物名號亦傳瘻瘡良

鵪鶉肉味甘平無毒主五痔止血炙食或為散飲服之又治老嗽及吃噫目睛和乳汁點眼中能見煙霄外物

白鷴

白鷴肉可食本草謂其堪畜養或疑即白

雉也

鴛鴦

鴛鴦味鹹平有小毒主諸瘻疥癬以酒浸炙熱傅其上令即易一云食其肉令人患大風

鸂鶒味甘平無毒治驚邪及中水中短狐疾

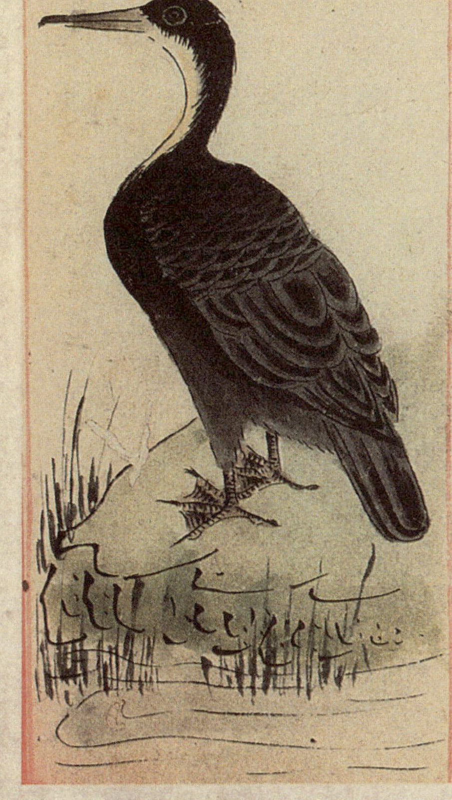

◉黄鹤　◉玄鹤

鸕鷀肉冷微毒頭骨主鯁及噎燒服之屎治小兒疳蚘

玄鶴

黄鶴

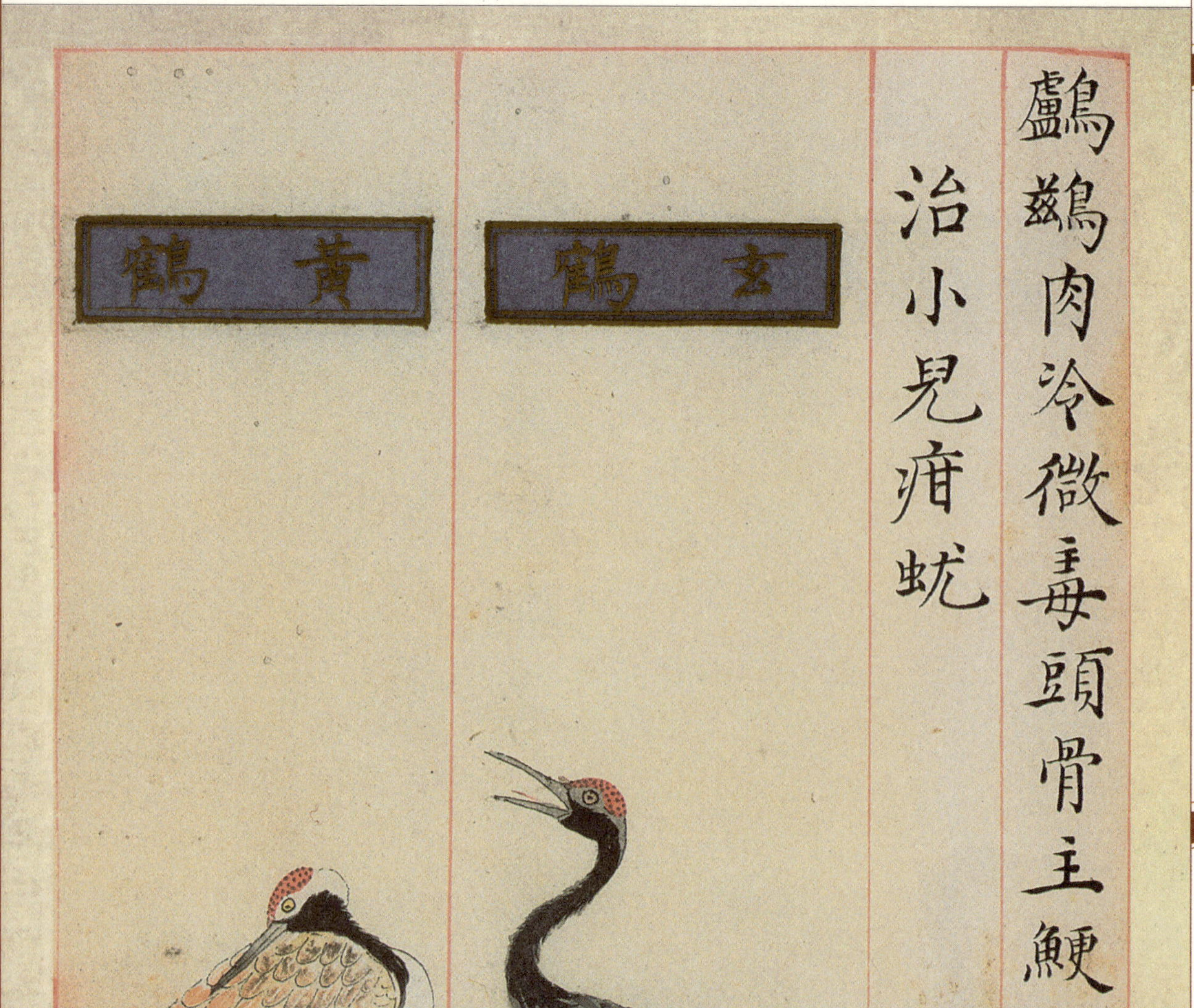

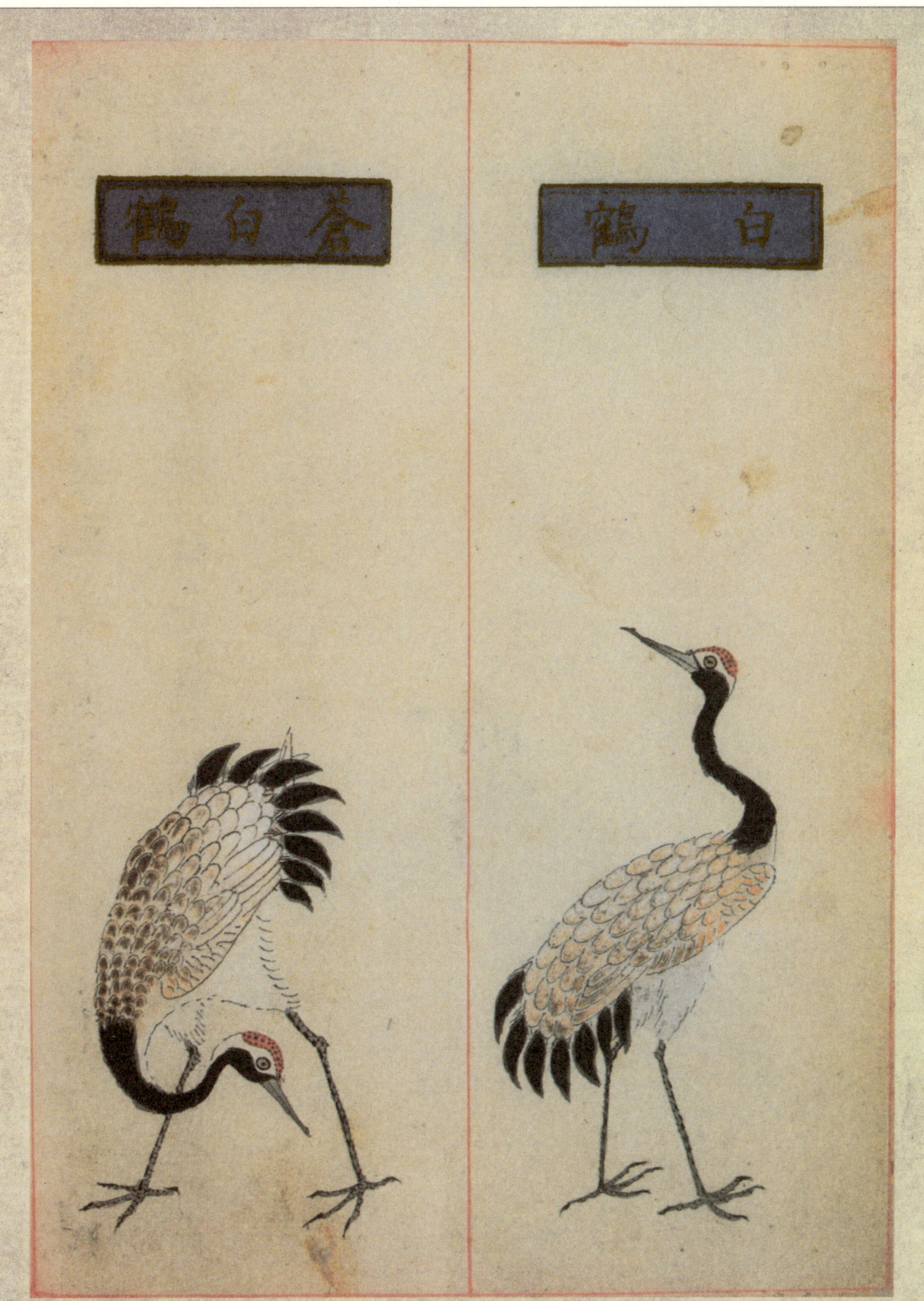

◉白　鶴

◉蒼白鶴

◉烏鴉

鶴味鹹平無毒血主益氣力補勞乏去風
益肺肫中沙石子磨服蠱毒邪鶴有玄
有黄有白有蒼白者良

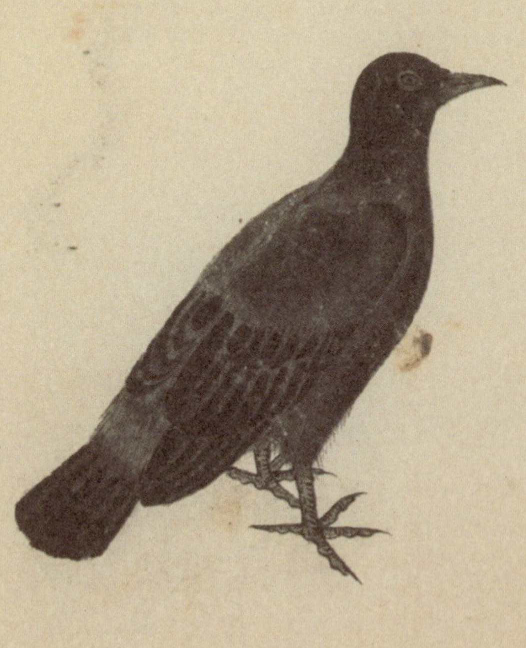

慈鴉

烏鴉平無毒治瘦欬嗽骨蒸勞目睛注目
中治目一種慈鴉味酸鹹平無毒用背
同詩謂弁彼鸒斯是也

◉鸛

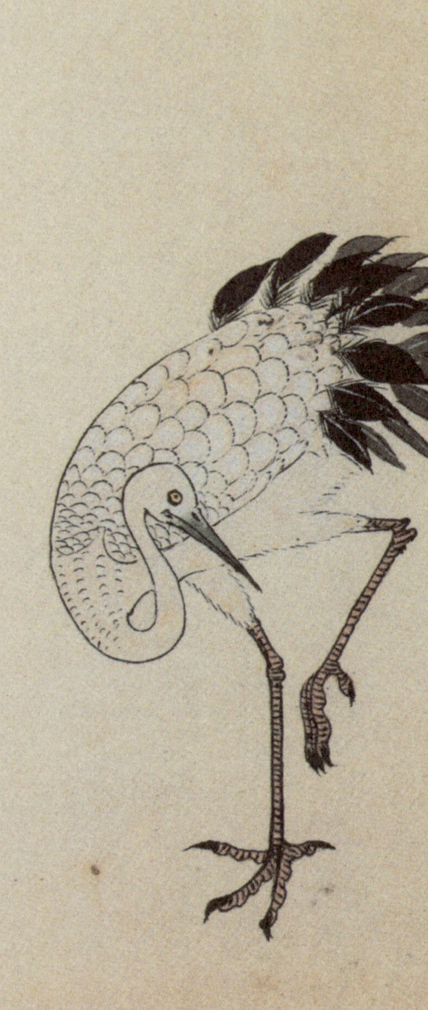

鸛味甘無毒脚觜主喉痺飛尸蛇虺咬及小兒閃癖大腹痞滿並煮汁服之又云鸛骨大寒治尸疰腹痛炙令黄為末空心暖酒服方寸匕又云有小毒殺樹木

沐湯中着少許令毛髮盡脫更不生入
藥用白者良

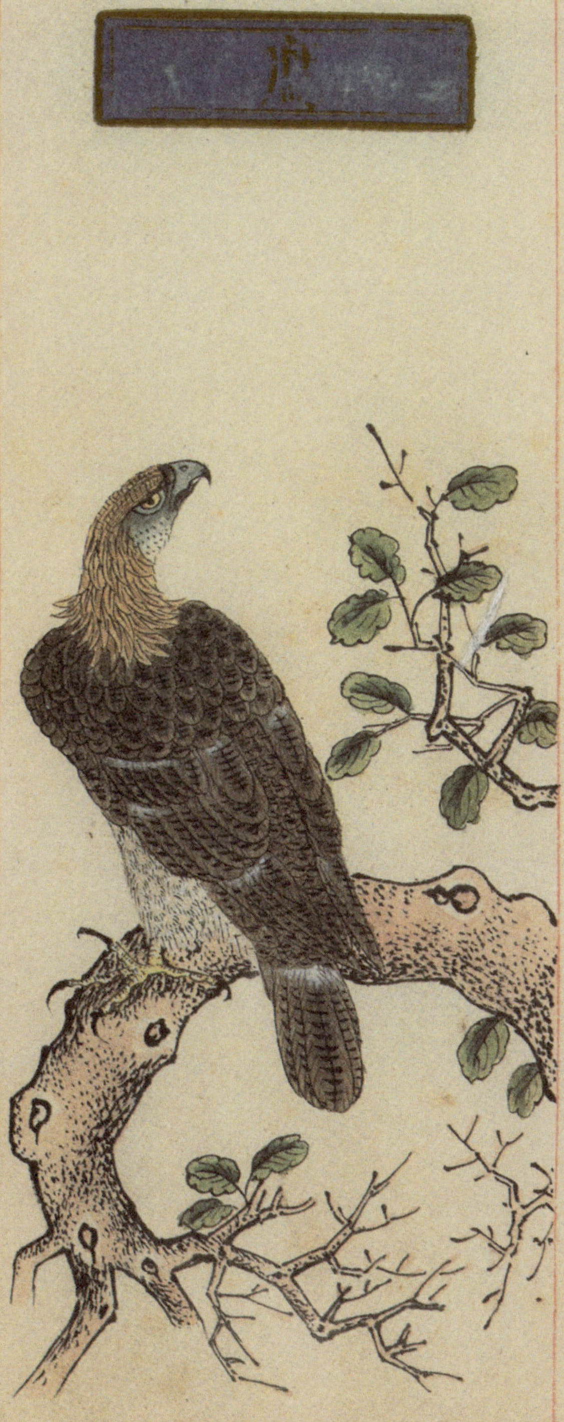

鷹

鷹肉食之主邪魅五痔屎主傷撻滅瘢合
殭蠶衣魚為膏甚驗眼和乳汁研之夜

三注眼中三日見碧宵中物一種鷂用與鷹同詩云鴥彼晨風亦此類顫也

鳶

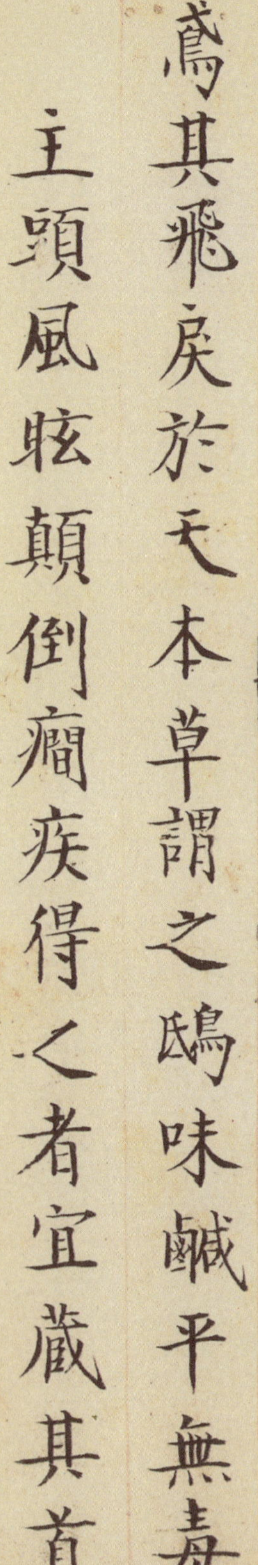

鳶其飛戾於天本草謂之鴟味鹹平無毒主頭風眩顛倒癇疾得之者宜藏其首

◉鷙

◉鶻鵃鳩

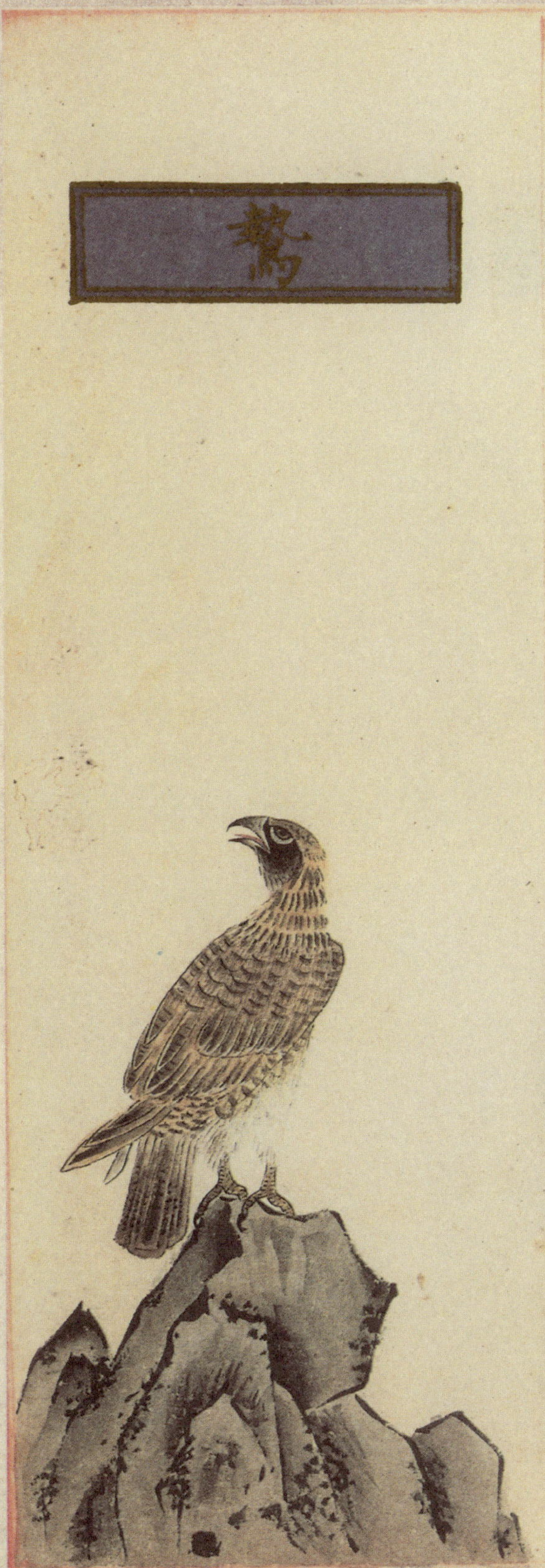

鷙

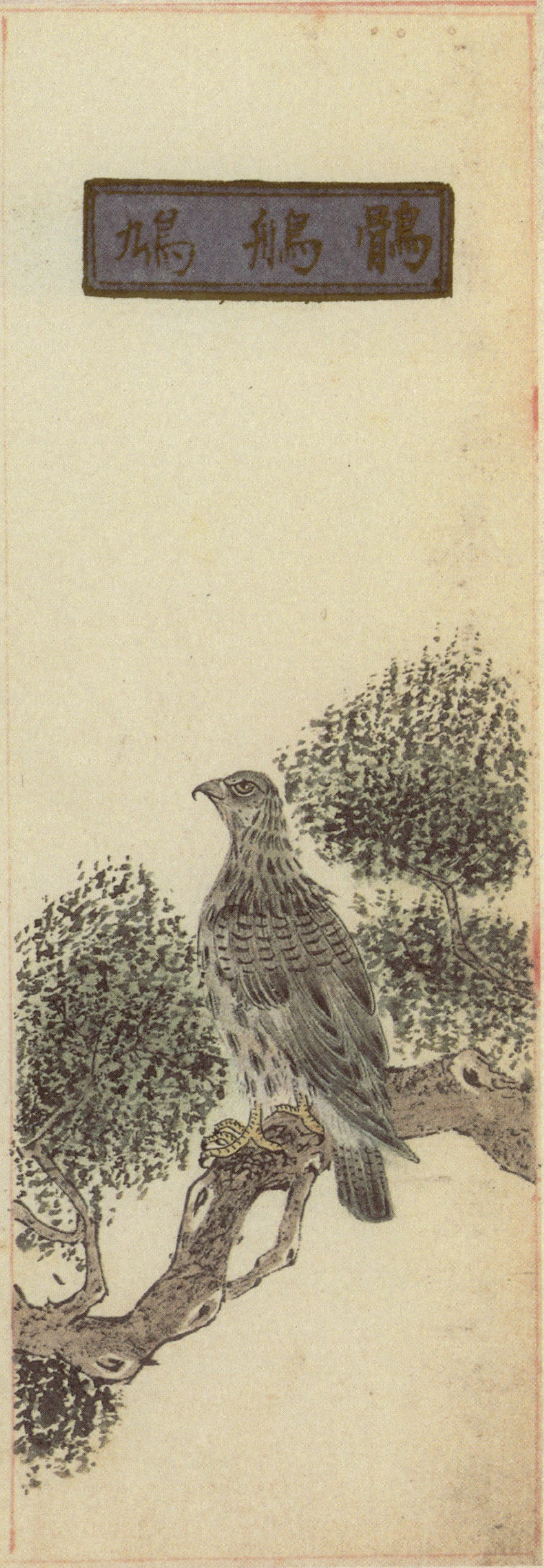

鶻 鵃 鳩

鶻鵃類肉味鹹平無毒助氣益脾胃主頭風眩煑炙食之頓盡一枚至效一種鷙鳥名鶻不同此類

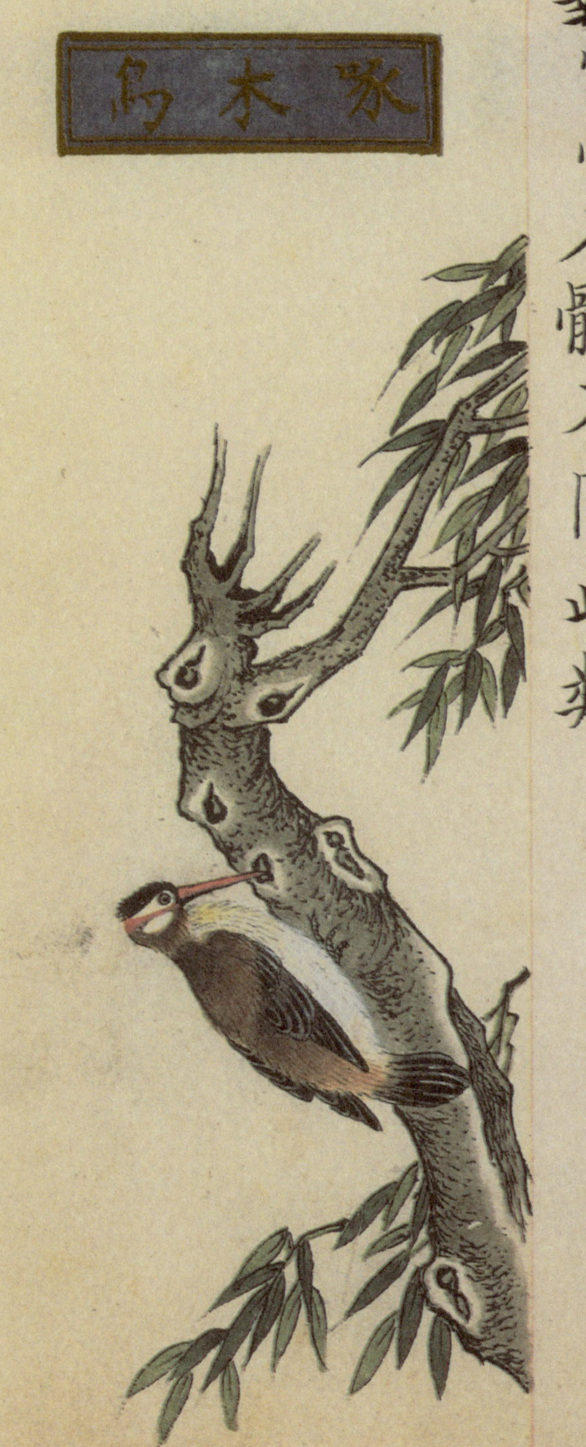

啄木鳥平無毒主痔瘻燒灰酒服之牙齒

疳䘌蚛牙燒末內牙齒孔中淮南子曰

啄木愈齲

黃鳥

黃鳥味甘溫補陽益脾此鳥感陰氣先鳴

所以補人

◉天鹅

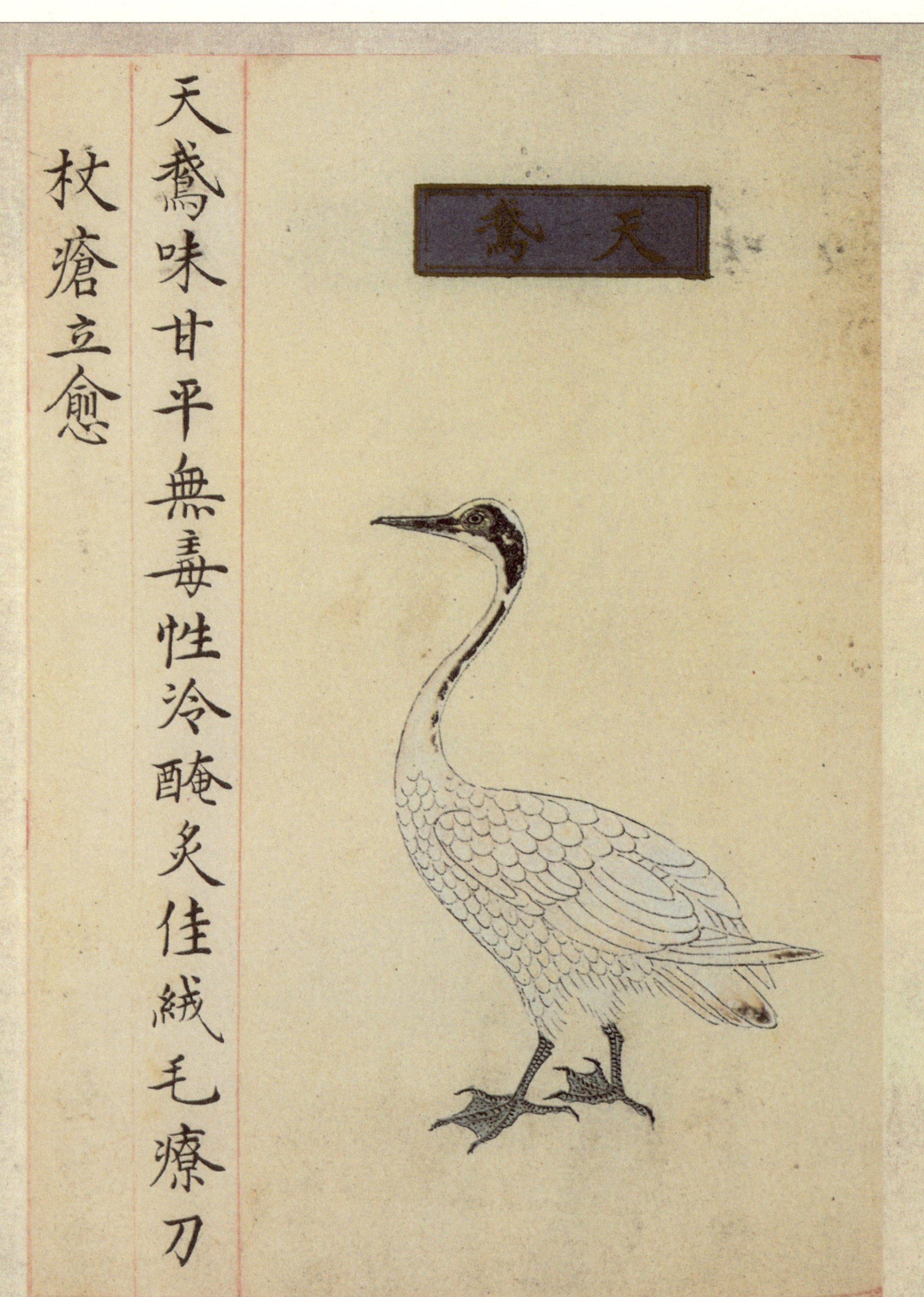
天鵞
天鵞味甘平無毒性冷醃炙佳絨毛療刀
杖瘡立愈

◉ 鷸

◉ 鴞

鷸

鷸肉甚暖食之補虛

鴞

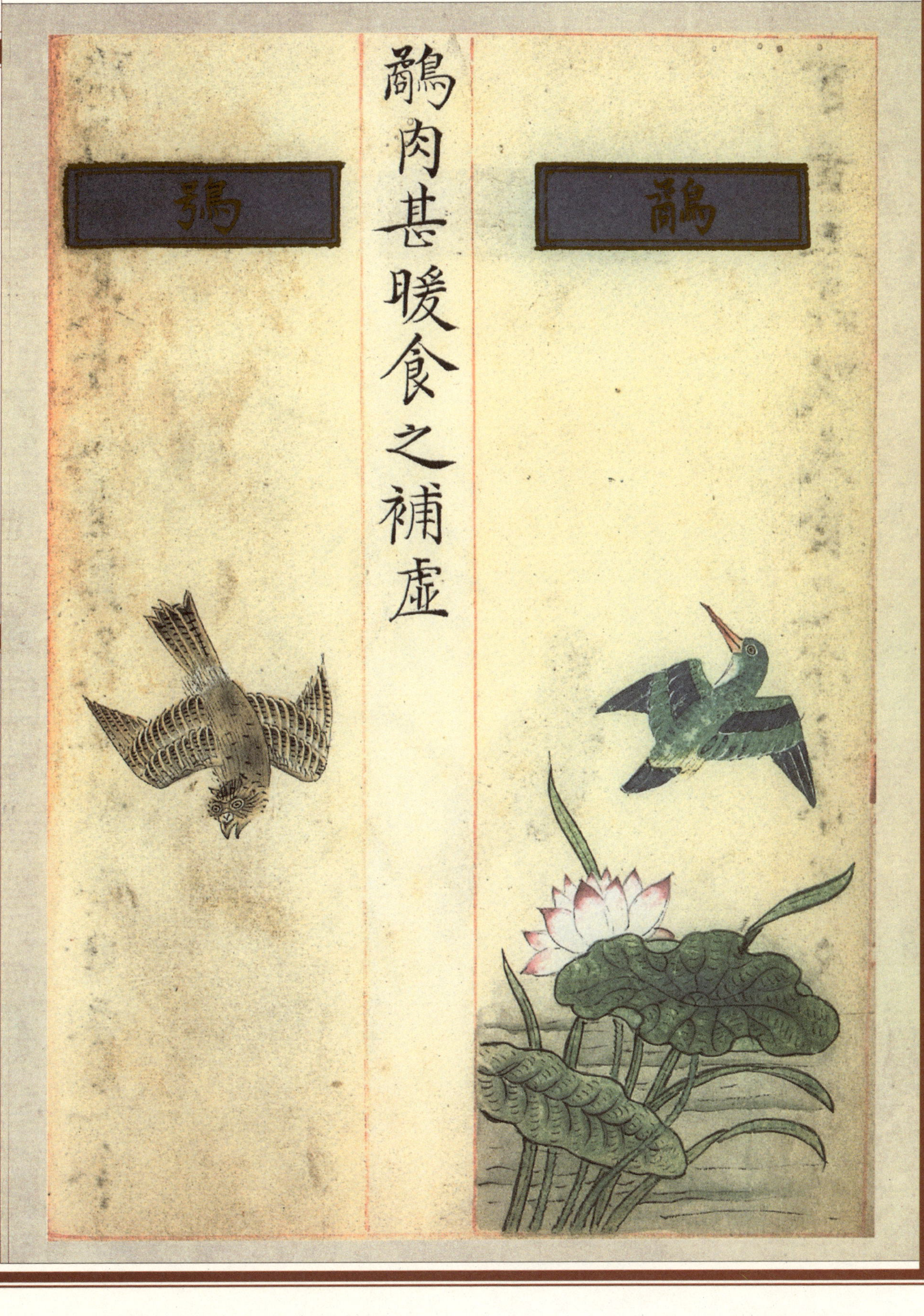

鵶肉肥美古人重其炙主鼠瘻目呑之令人夜中見物

百舌

百舌主蟲咬炙食之亦主小兒久不語

◉鷺鷥

◉白鶴子

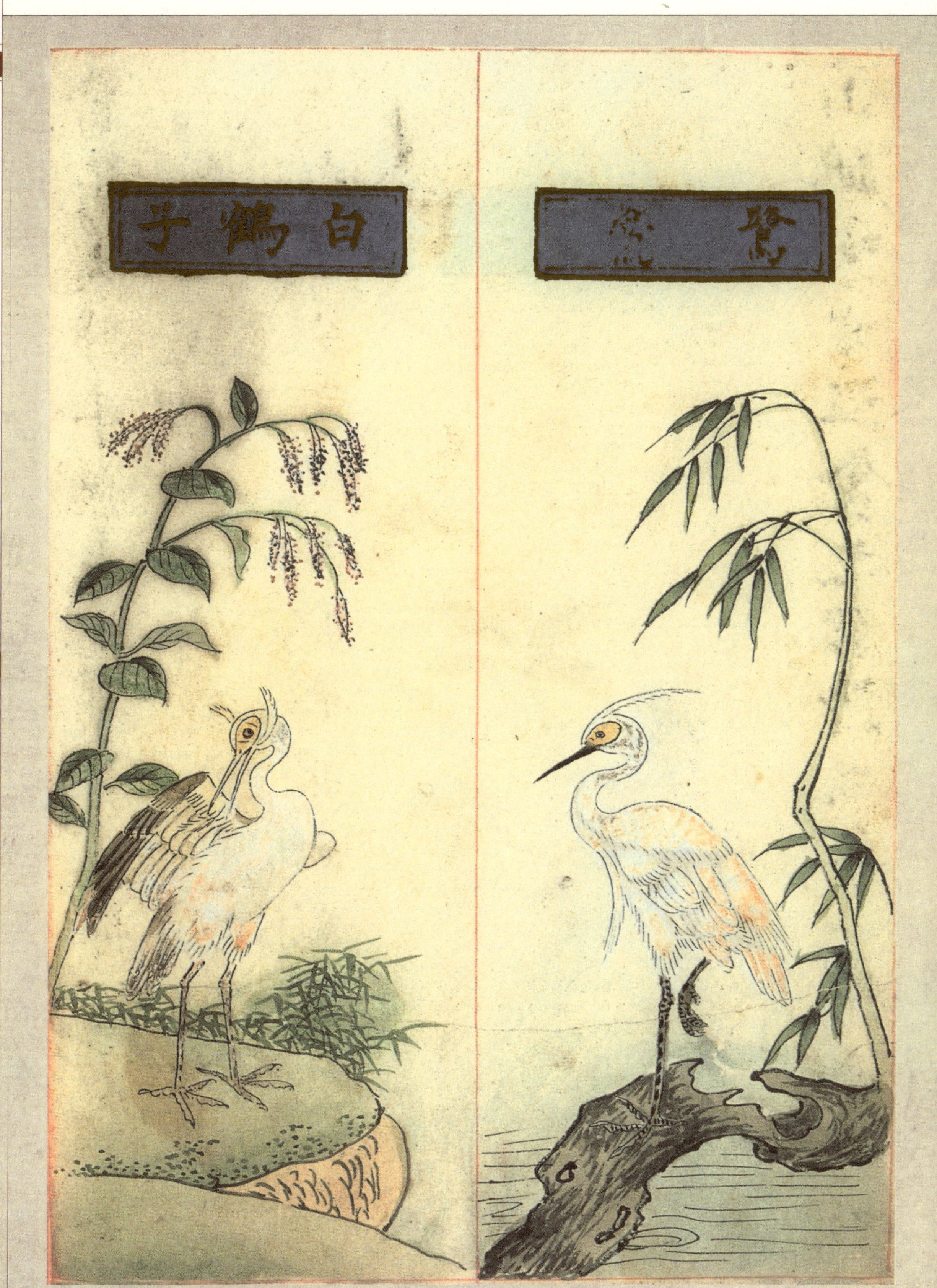

山鷓

鷺鷥味鹹平無毒主瘦虛益脾補氣多食之一種白鶴子脚黄形似鷺但頭上無毿毛裊耳又紅鶴形亦相類

山鷓味甘温食之鮮諸果毒一種陽鵲形

色相似

竹鷄味甘平無毒主野鷄病殺蟲煮食之

即山菌子

◉鷊鷄

◉麥鷄

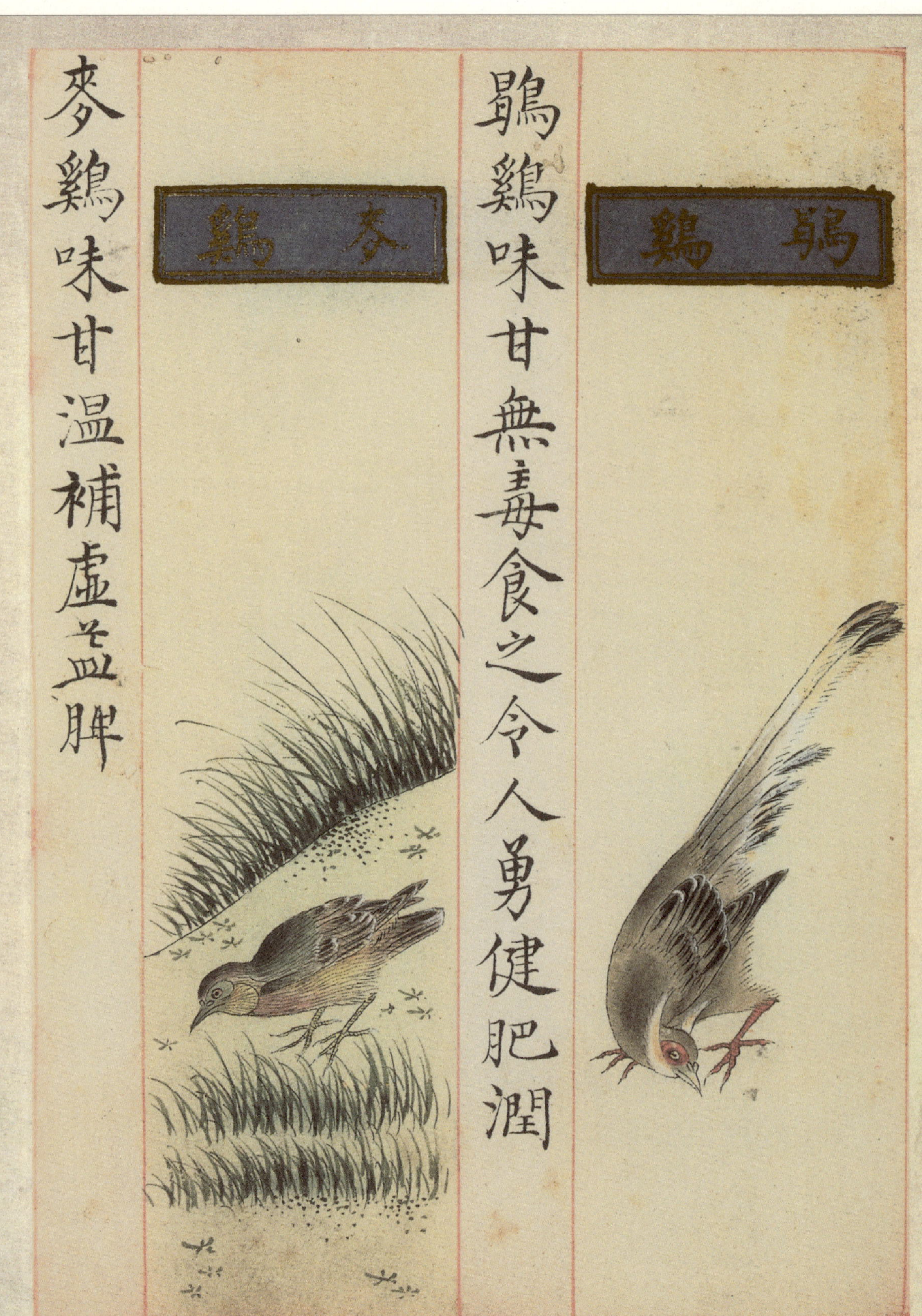
鷊鷄

鷊鷄味甘無毒食之令人勇健肥潤

麥鷄

麥鷄味甘温補虛益脾

◉ 蒼鷄

◉ 秧鷄

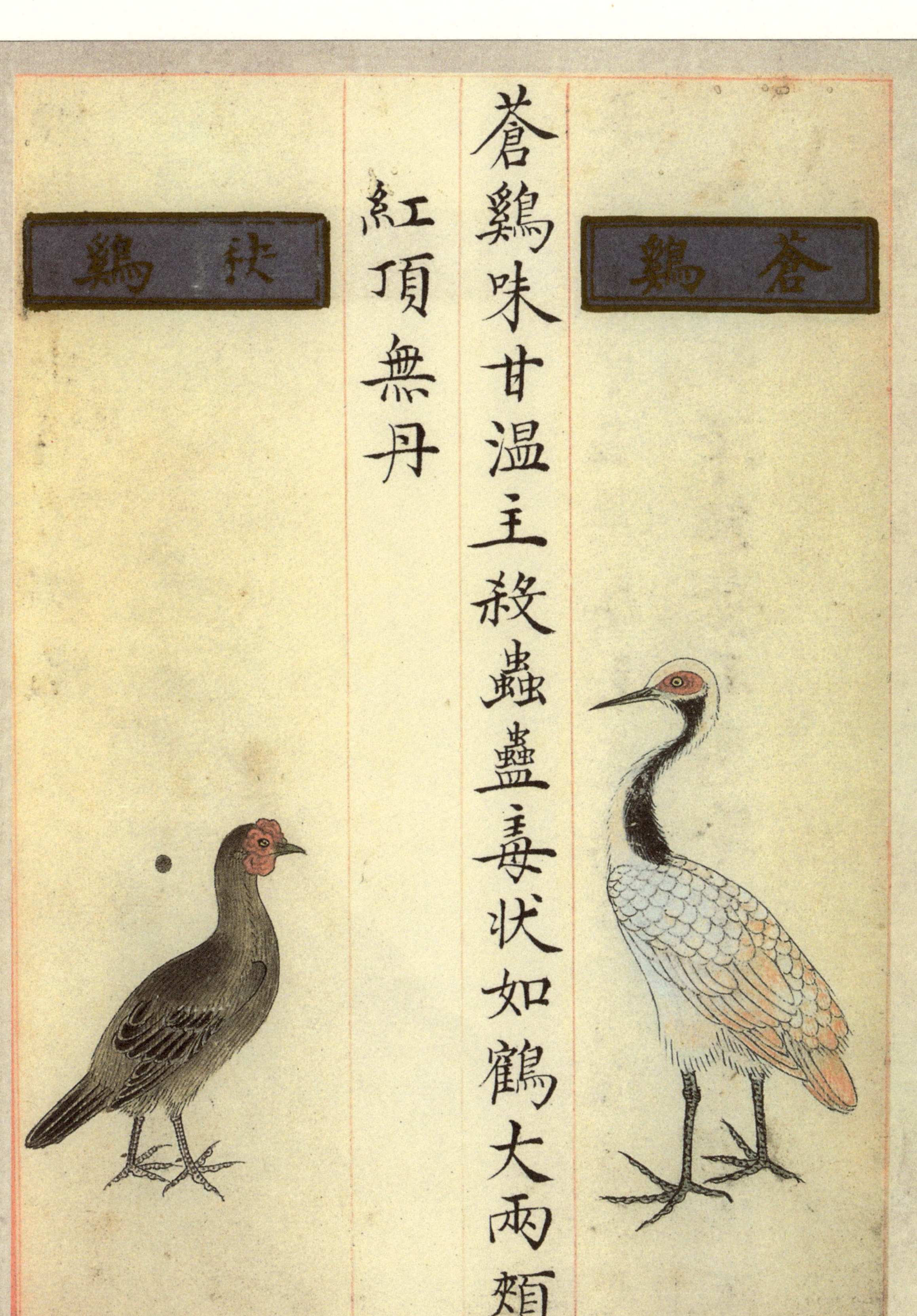
蒼鷄
蒼鷄味甘溫主殺蟲蠱毒狀如鶴大兩頰
紅頂無丹
秧鷄

秧鷄味甘温治蟻瘻

英鷄

英鷄味甘温無毒主益陽道補虛損令人肥健悦澤能食不患冷常有實氣而不發也

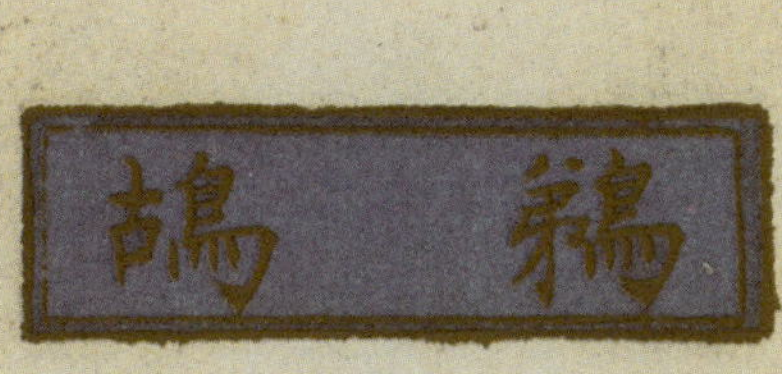

鵜鶘味鹹平無毒主赤白久痢成疳者嘴燒灰為末服方寸匕愈又名淘河俗呼誤為鮀鶴詩所謂維鵜在梁也

◉巧婦鳥

巧婦鳥

巧婦鳥主聰明炙食之甚美即鷦鷯也其雛化而為鵰故古語曰鷦鷯主鵰言始小而終大也鵰一種黑色食萍似鷹而大善鷙謂之皂鵰用與鷹同

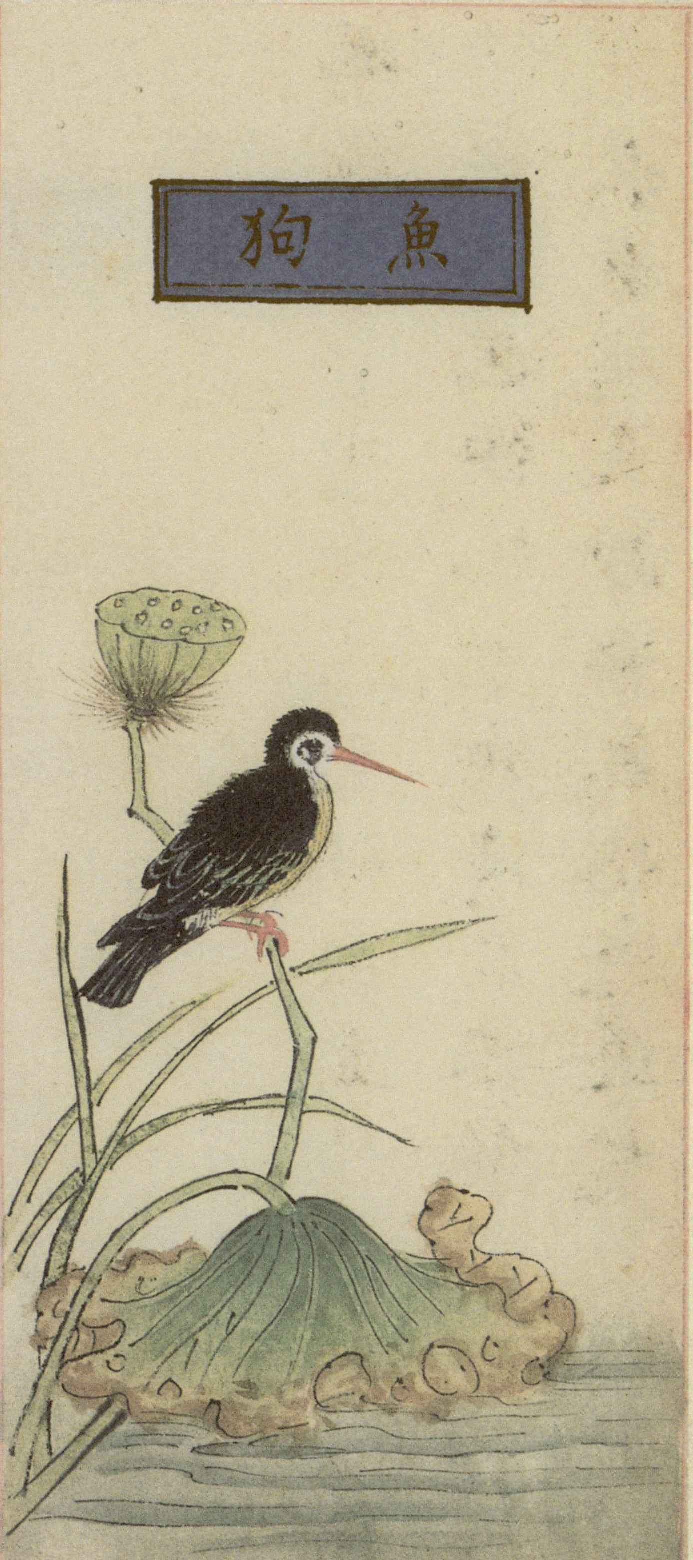

魚狗

魚狗即翠鳥味鹹無毒主鯁及魚骨刺入肉不可出痛甚者燒令黑為末頓服之煑汁飲亦佳

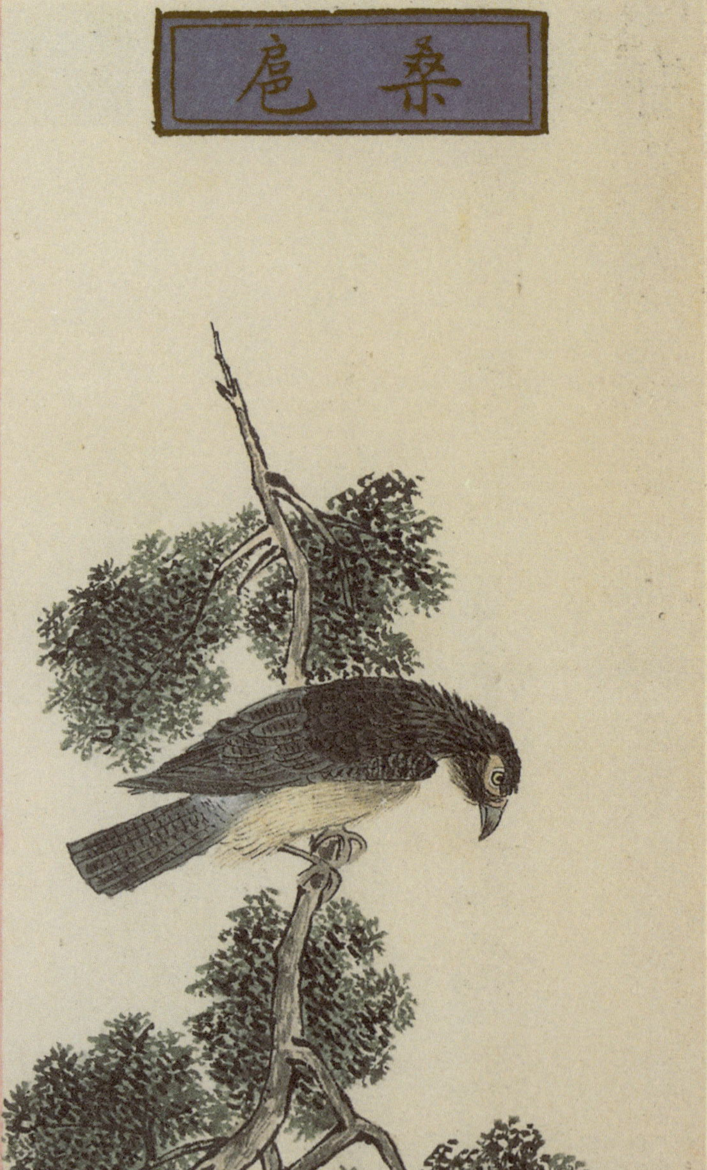

桑扈

桑扈味甘温無毒主肌羸虛弱益脾澤膚

此鳥不粟食喜盜膏脂而食之所以於

人有補又名竊脂俗呼青鸐

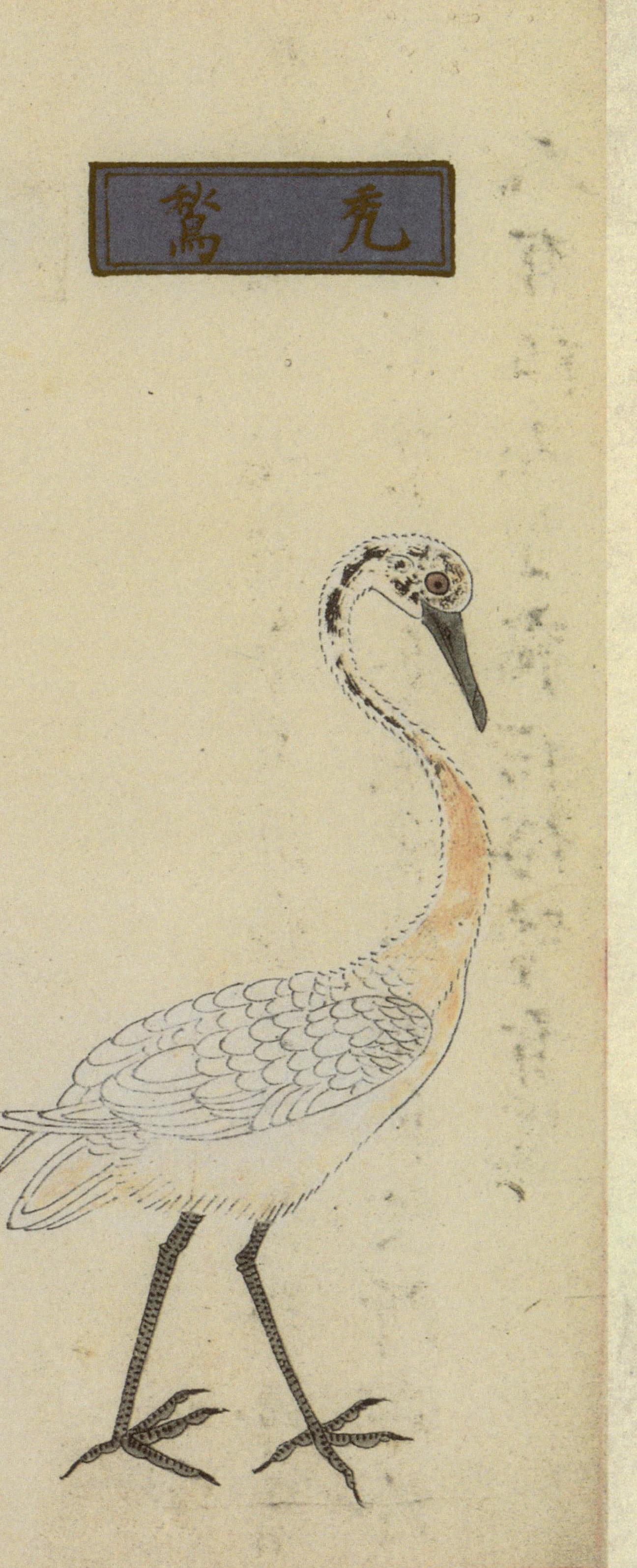

秃鹙味醎微寒主中蠱魚毒觜治魚骨鯁狀如鶴而大長頸赤目頭高六七尺詩謂有鶖在梁是也

鸊鷉

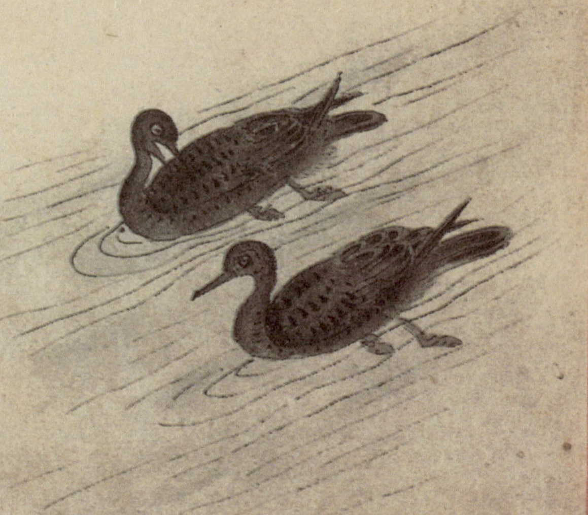

鸊鷉膏主耳聾滴耳中又主刀劍令不銹
水鳥也如鳩鴨脚連尾不能陸行常在
水中人至即沉或擊之便起

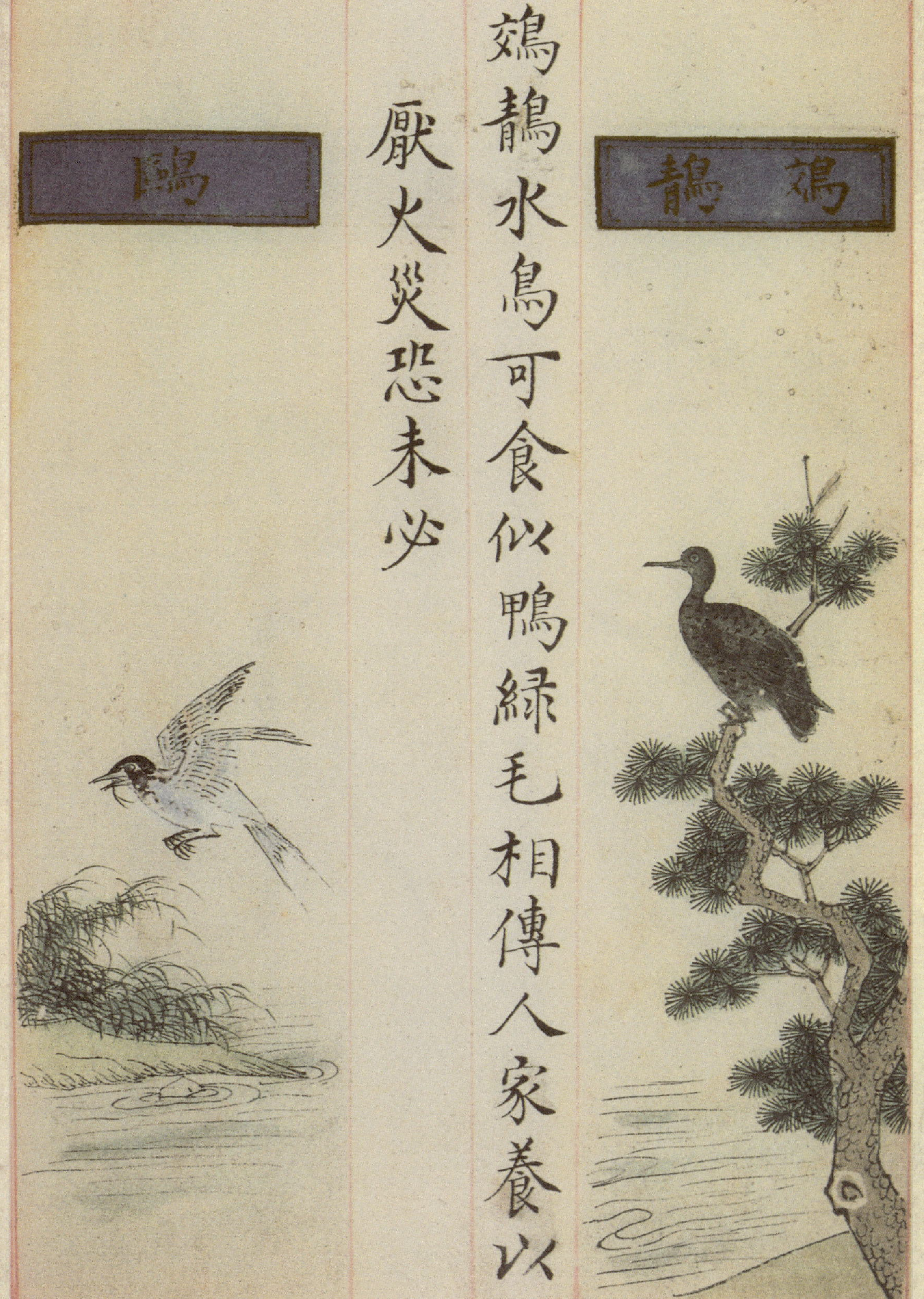

鵁鶄水鳥可食似鴨緑毛相傳人家養以厭火災恐未必

鷗味甘無毒主躁渴狂邪五味醃炙食之

◉布穀

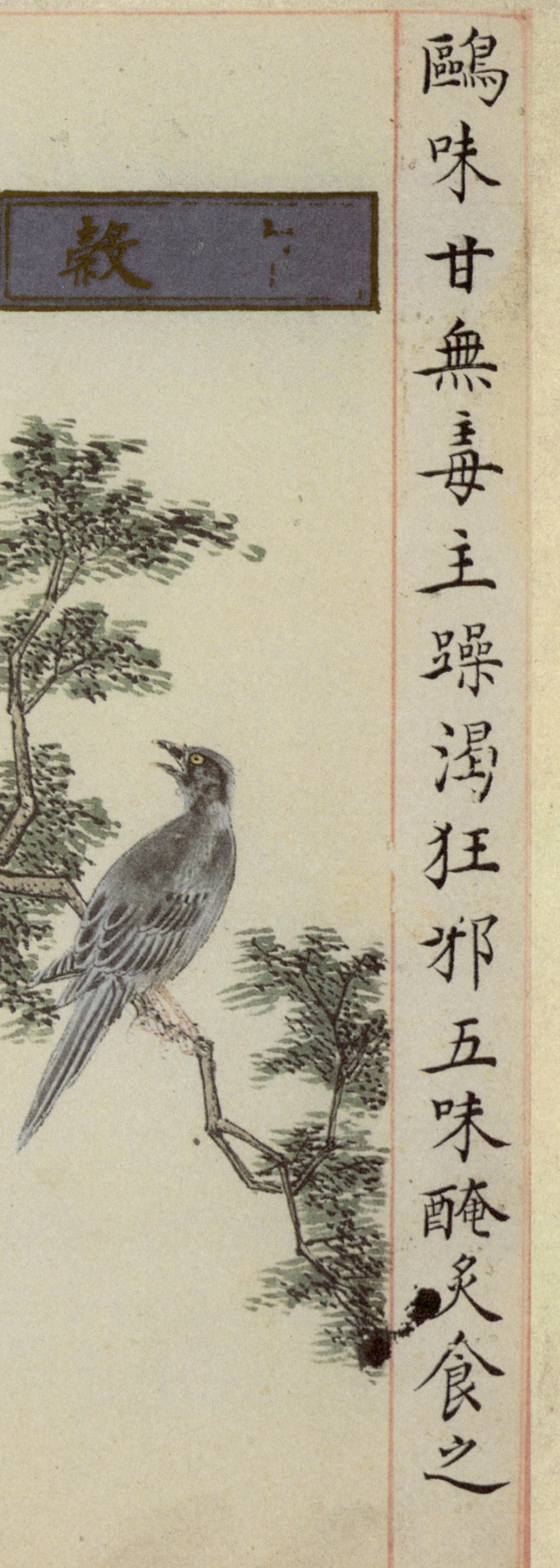

布穀味甘温主安神定志令人少睡

◉鷰

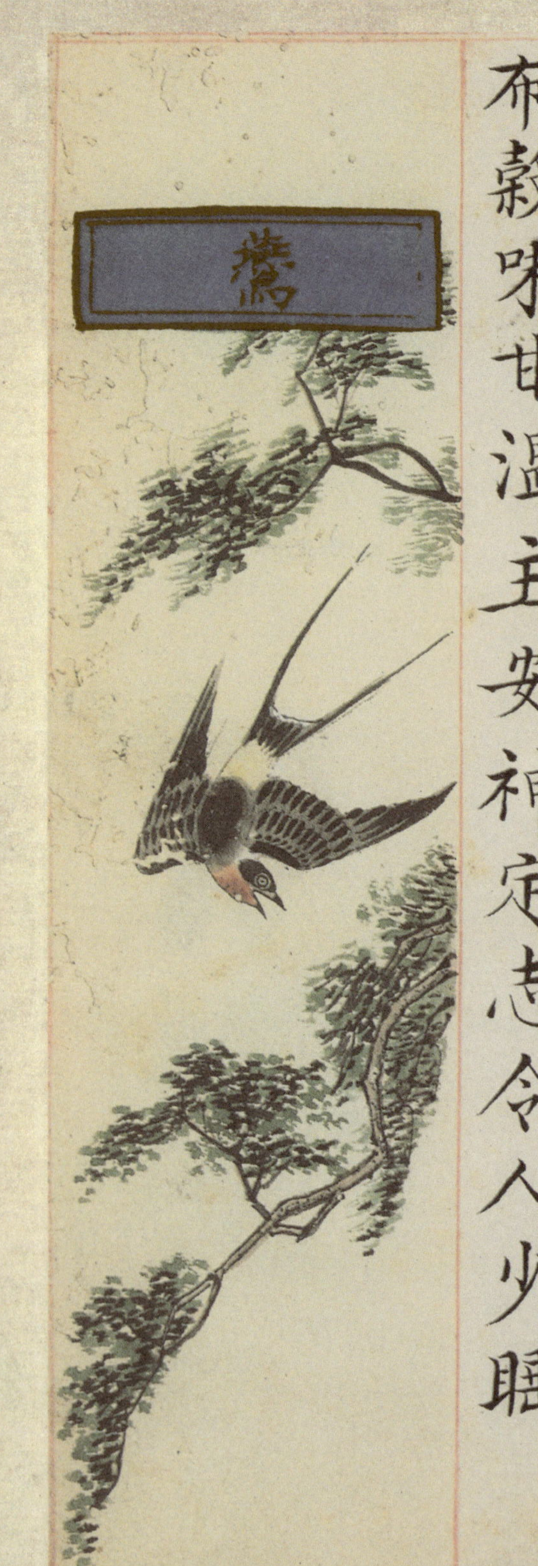

伏翼

鸞屎味辛氣平有　主蠱毒鬼疰逐不祥邪氣破五癃利小便窩與屎同多以作湯浴小兒治驚邪卵主水浮腫肉出痔蟲

伏翼味鹹平無毒主目瞑明目夜視有精光久服令人喜樂媚好無憂延壽又治五淋利水道取血滴目令人夜中見物糞名夜明沙味辛寒無毒主面癰腫皮膚洗洗時痛腹中血氣破寒熱積聚除驚悸去面黑皯炒服治瘰癧燒灰酒服方寸匕治子死腹中又小兒無辜熬搗為散以蔥拌飯與食之又、、甘

孔雀

孔雀味鹹無毒又云涼微毒解藥毒蠱毒血治毒藥生飲良屎微寒主女子崩中帶下小便不利尾不可入目昏翳人眼此禽因雷聲而孕或言血即鴆毒

◉白鷃鵰

◉紺緑鷃鵰

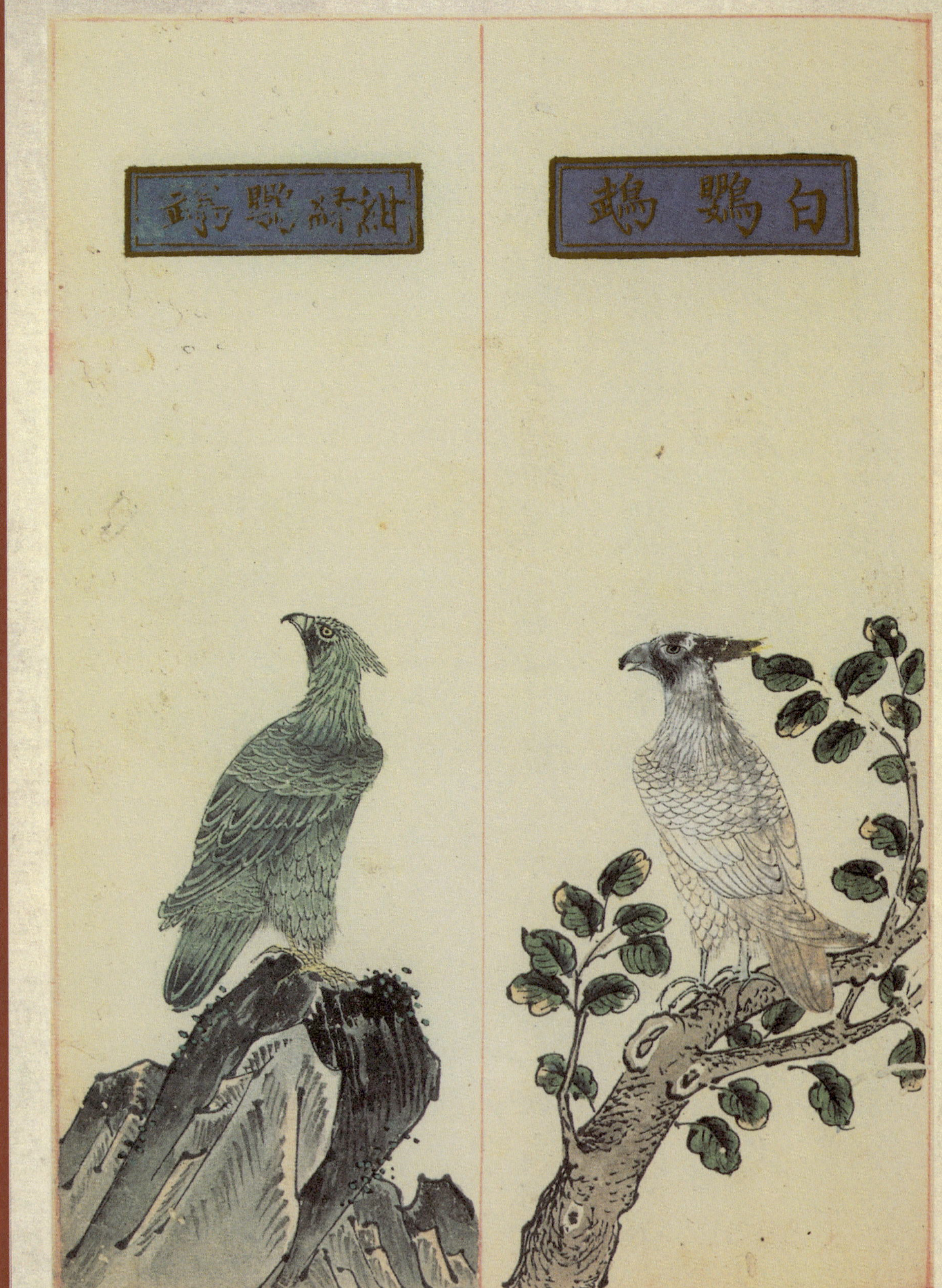

◉蒼黑鶻鵃

蒼黑鶻鵃

鶻鵃味甘温主虛嗽此鳥足四趾齊分兩瞼俱動如人目與衆鳥異有白者紺緑者蒼黑者白者良養久能人言

寒號蟲

寒號蟲鳥類有肉翅不能飛肉味甘食之益人糞名五靈脂味甘溫無毒主療心腹冷氣小兒五疳辟疫治腸風通利氣

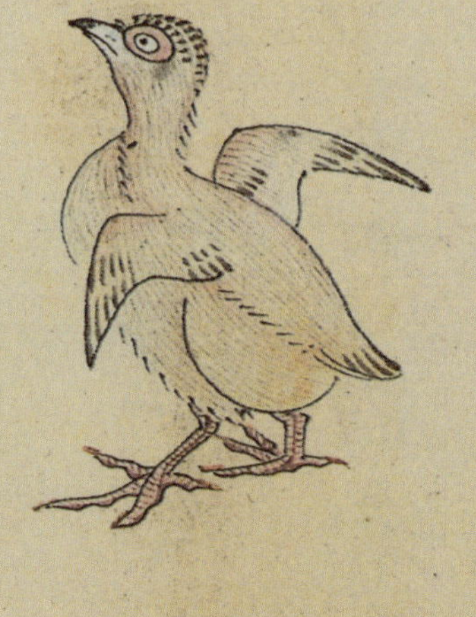

鸀鳿鳥

鸀鳿鳥主溪毒石虱水弩射工蜮國等病肉亦可食

右諸禽有毒形色異常白身玄首玄身白首及死不伸足不閉目之類有

毒記曰天產作陽地產作陰禽獸皆天地生物而禽卵生羽飛又陽中之陽雖氣味各有陰熱之分大槩肉所以養陽然人之身陽常有餘陰常不足陽足而復補陽陰益虧矣丹溪曰諸肉能助起濕中之火久而生病素問曰膏粱之變足生大丁故禽之肉雖益人亦不宜多食也

獸類

鹿

鹿肉温補中強五臟益氣力調血脉生者療中風口偏割薄之左患右貼右患左

貼正即除之髓味甘氣温主女子男傷
中絕脉筋骨急痛欬逆以酒和服之地黄
汁煎作膏填骨髓蜜煑壯陽令有子頭
主消渴夜夢鬼物及煩憊腎平補腎氣
壯陽安五臟作酒及煑粥服筋主勞損
續絕骨主虛勞作酒飲去風補髓腦主
癰腫死肌温中四肢不隨風頭通腠理
一云不可近陰令痿殊不知鹿性淫樂

食之起陰何以言痿是令陰不痿也血
主陰痿補虛止腰痛肺痿吐衄崩中帶
下和酒飲之又云諸氣痛欲危者飲之
立止至效齒主留血氣鼠瘻心腸痛骨
味甘微熱無毒安胎下氣殺鬼精物久
服耐老茸味甘酸又云苦辛氣溫無毒
主漏下惡血溺血破留血在腹散石淋
癰腫骨中熱疽癢治寒熱驚癇虛勞洒

洒如癨羸瘦四肢酸疼腰脊痛脚膝無力小便利洩精女人崩中赤白帶下益氣強志生齒不老角味鹹氣溫主惡瘡癰腫逐邪惡氣留血在陰中小腹血急痛腰脊痛折傷惡血脉血輕身益氣強筋骨補絕傷又婦人夢與鬼交者取末和清酒服即出鬼精鹿之一身皆益人野族第一品也或脯或煑或蒸俱和酒

◉水牛

食之良

水牛

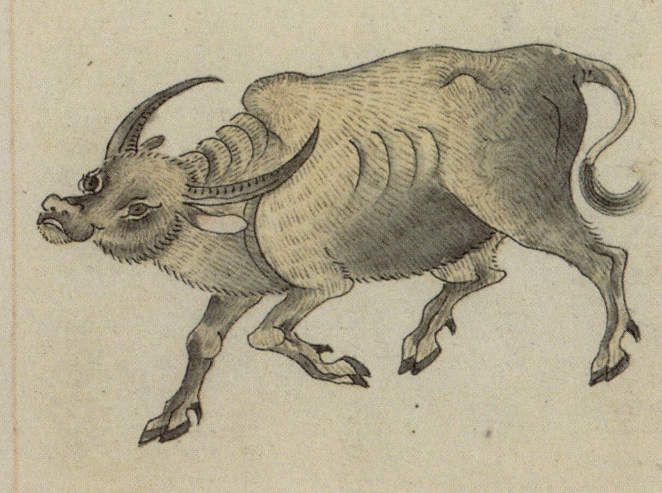

水牛肉味甘平無毒一云冷微毒止消渴并吐泄安中益氣養脾胃心主虛忌肝主

主明目腎主補腎氣益精齒主小兒牛癎髓味甘温主安五臟平三焦温骨髓補中續絶傷益氣止洩痢消渴以酒服之良角療時氣寒熱頭痛牛角䚡味苦氣温性濇無毒下閉血瘀血疼痛女人帶下血崩不止膽味苦氣大寒可丸藥又除心腹熱渴利口焦燥益目精屎寒主水腫惡氣用塗門戶著壁上者燔之

◉黄犍牛

◉黑犍牛

主鼠瘻惡瘡

黄犍牛

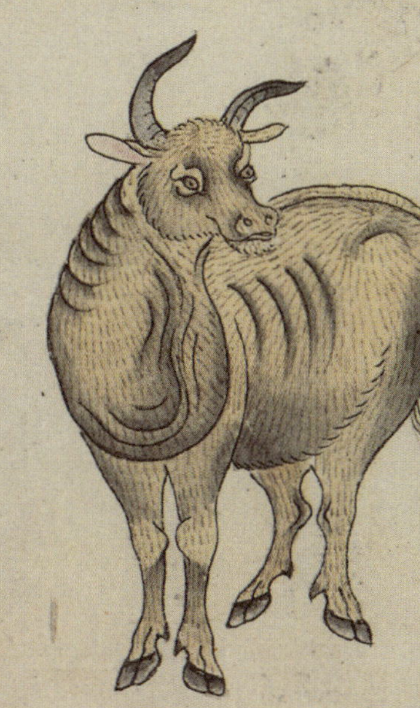

黑犍牛

揵牛黄者肉平一云温無毒一云微毒消
水腫除熱氣補虛損益脚腰強筋骨壯
健人亦發藥動病黒者尤甚俱不如水
牛佳頭蹄主下熱風水氣大腹腫小便
澁患冷人勿食腦主消渴風眩肝及百
葉主熱氣水氣丹毒觧酒勞并痢五臟
主五臟平三焦骨髓温無毒止吐衂崩
中帶下腸風下血并水瀉肚主消渴風

羚羊

痃補五臟腎補腎髓安五臟平三焦温中鼻通乳汁埜主漏下婦人赤白帶下無子牝牛不及牡牛黑牛不及黄牛獨肝及自死者并瘧病後皆不可食又不可與黍米韭薤同食

◉羖羊

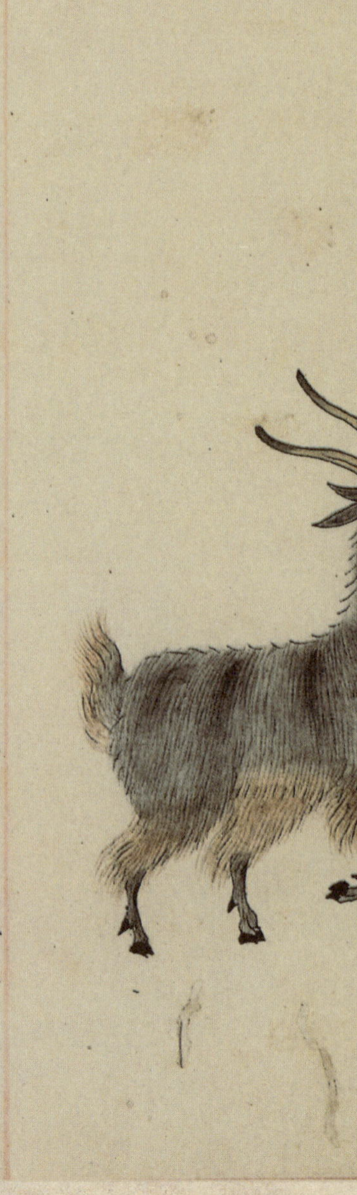

羊肉味甘大熱無毒主緩中字乳餘疾頭腦大風汗出虛勞寒熱開胃補中益氣肥健人安心止驚又云羊肉比人參黃耆參耆補氣羊肉補形頭肉涼主骨蒸

腦熱緩中安心止驚熱病後宜食冷病
人不宜食腦發風若和酒食則迷人心
五臟温平五臟肺補肺主欬嗽止渴小
便數心止憂恚膈氣補心肺有孔者勿
食肝明目主肝風虚熱目赤睛痛腎補
腎氣益精髓壯陽健胃補虚損止小便
盗汗耳聾髓味甘温主男女傷中陰氣
不足利血脉益經氣以酒服之齒主小

兕羊癎寒熱膽主青盲明目又療時行
熱燥瘡并淋濕又點眼中赤障白膜風
淚又鮮毒蠱皮補虛勞去一切脚中虛
風血主女人產後血虛悍脛骨治牙齒
踈豁羚羊角味鹹苦氣寒無毒屬木入
厥陰經主明目益氣起陰去惡血注下
辟蠱毒惡鬼不祥安心氣常不魘寐療
傷寒時氣寒熱熱在肌膚溫風注毒伏

在骨間陰邪氣驚夢狂越僻謬小兒驚癎治山瘴散產後血衝心煩悶燒末酒服之又治食噎不通久服強筋骨輕身益氣利丈夫羖羊角用同此羊謂北地青羊也若南羊則多受濕濕則有毒又山中吃毒草故不堪用若言其味則浙東一種山羊味甚甘美諸家謂南羊味淡或見之未悉南人食之甚補益但以

◉山羊

其能發病者皆不可食犯之即驗此其不及北羊也北地一種無角大白羊食之甚勝又同華之間卧沙細肋角低小者供饌在諸羊之上醫家諸湯丸用之即效

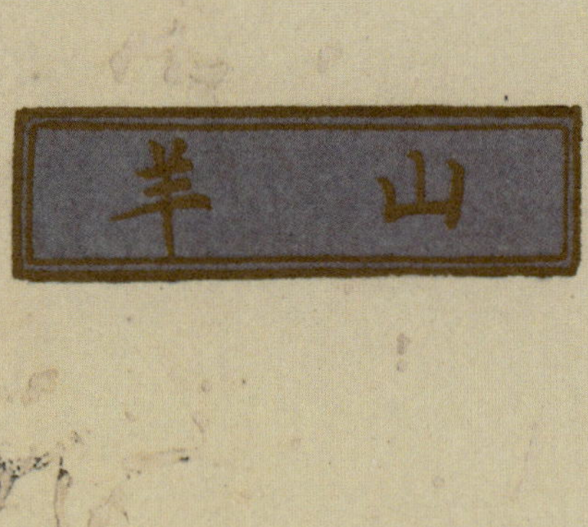

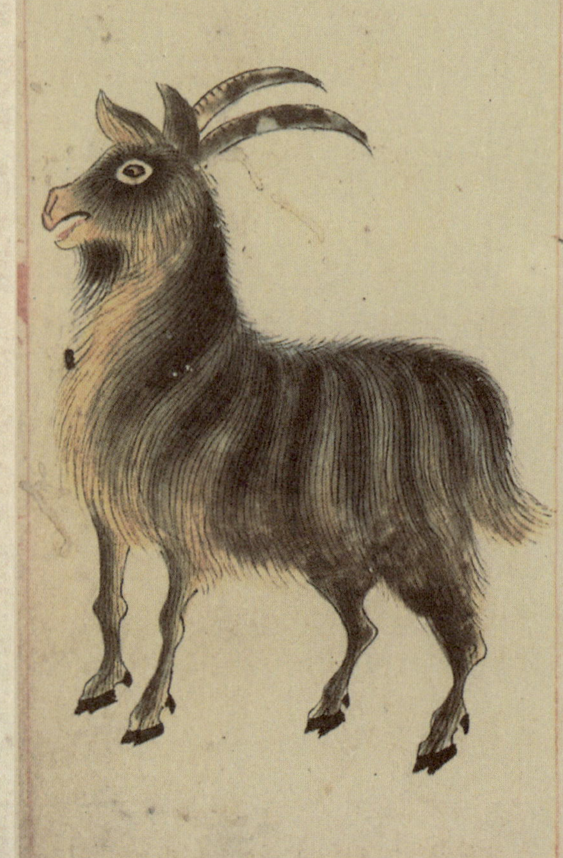

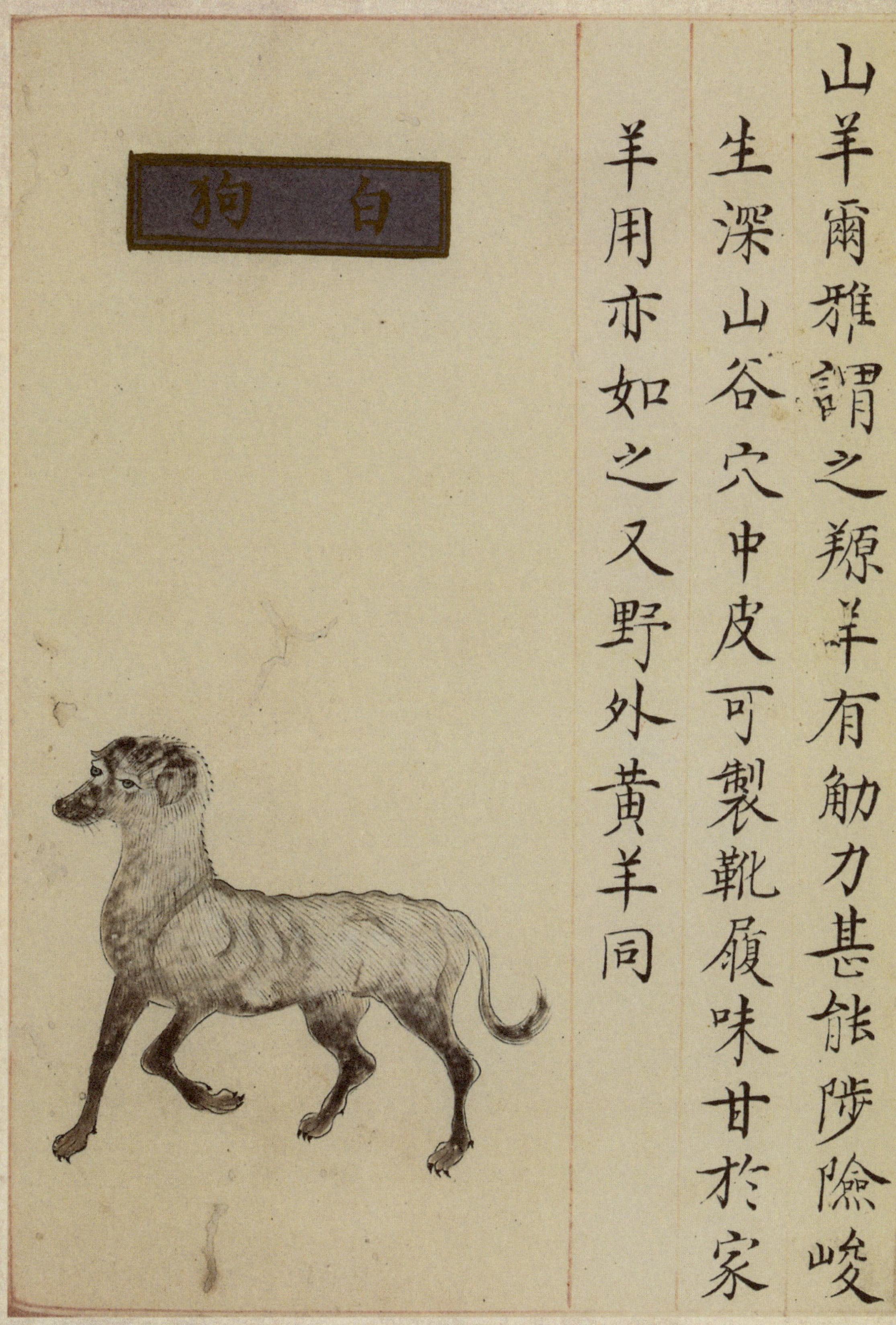

◉白狗

白狗

山羊爾雅謂之羱羊有觔力甚能陟險峻生深山谷穴中皮可製靴履味甘於家羊用亦如之又野外黄羊同

◉烏狗

◉黄狗

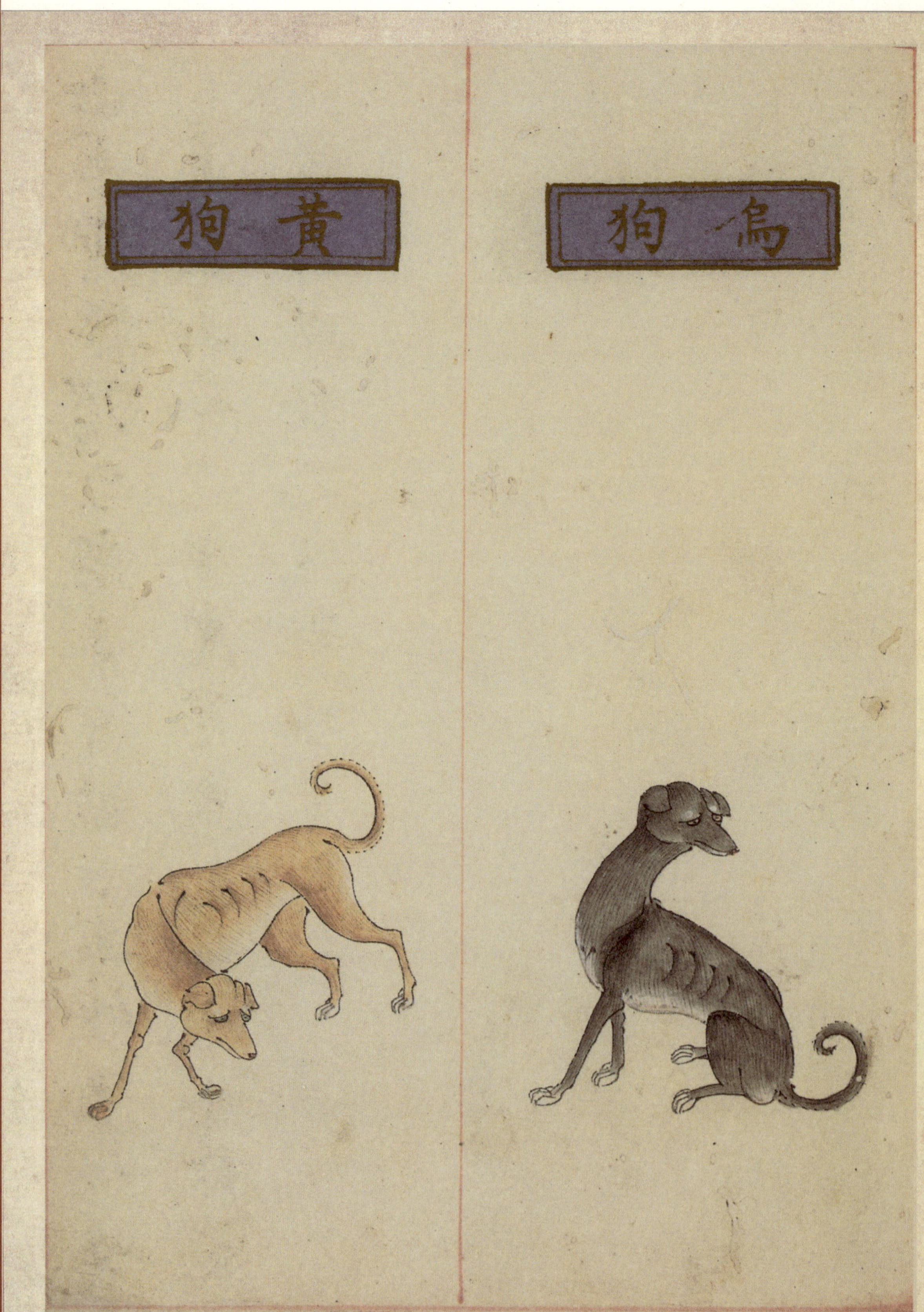

狗肉味鹹酸温主安五臟補絶傷輕身益氣力血脉厚腸胃實下焦暖腰膝填精髓一云所補在血去血不益人心主憂恚氣除邪腦主頭風痺下部䘌瘡鼻中身肉頭骨主金瘡止血膽主明目痂瘍惡瘡脚蹄主下乳齒主癲癇寒熱卒風沸乳汁主青盲取白犬生子目未開時汁注目中療十年盲犬子目開即差牡

狗陰莖味鹹平無毒主傷中陰痿不起
令強熱犬生子除女子帶下十二疾白
狗烏狗入藥牡者勝又云黃狗大補白
黑次之餘者微補犬欲顛者不可食陰
虛發熱人與姙娠勿食不可炙食致消
渴又不可與蒜同食頓損人嘗見人食
犬者多致病南人為甚大抵人之虛多
是陰虛犬肉補陽世俗往往用此不知

◉山狗

其害審之

山狗

山狗獾形如家狗脚微短好鮮食果食味甘美皮可為裘有數種在處有之蜀中出者名天狗

猪

猪肉味苦微寒主閉血脉弱筋骨發痰令人少子食之暴肥以其風虚故也瘧病金瘡勿食不可同牛肉食生寸白蟲同蕎麥食患熱風脱鬚眉豚卵味甘温無

毒主驚癇疾鬼疰蠱毒除寒熱奔豚五
癃邪氣攣縮懸蹄主五痔伏熱在腸腸
癰內蝕四足主傷撻諸敗瘡下乳汁心
主驚邪憂恚血不足補虛劣多食耗心
氣不可同茱萸食肚微溫補中益氣止
渴利主骨蒸熱勞殺勞蟲補羸助血脉
止痢四季宜食肺微寒能補肺不可同
白花菜食令滯氣發霍肝溫主脚氣冷

淺赤白藏虛不可同魚子食腎冷和理
腎氣通利膀胱補虛勞消積滯冬不可
食損真氣發虛擁脾主脾胃虛熱舌健
脾補不足令人能食頭補虛乏去驚癇
五痔煮極熱食之腦不可食髩脂主生
髮脂膏生惡瘡利血脉鮮風熱皮膚風
潤肝鮮斑猫芫青毒臘月者殺蟲忌食
烏梅皮味甘寒猪水畜其氣先入腎鮮

◉野猪

少陰客熱加白蜜食潤燥除煩加米粉益氣斷痢腸臟主下焦虛竭大小腸風熱宜食之

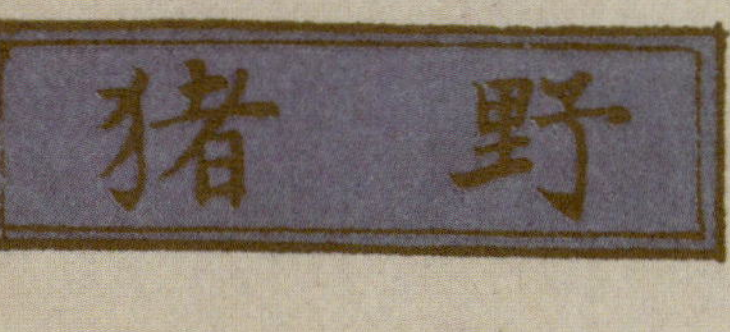

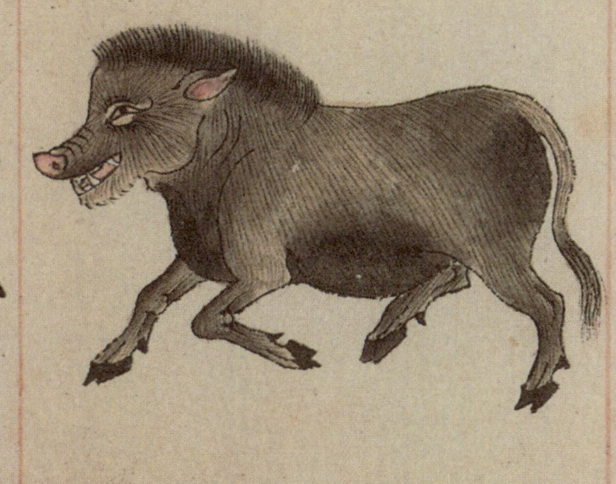

野猪肉味甘補肌膚令人肥臟補五臟止

腸風下血及顛癇灸不發風氣尚勝家
猪又云微動風雌者尤美青蹄者勿食
肪膏酒浸食之令婦人多乳連進十日
可供三四孩兒本来無乳者亦有三歲
者胆中有黄黄味辛甘氣平無毒主金
瘡止血生肌療顛癇及鬼疰此物多是
射而得之射藥之毒中入其肉不可不

八

麂味甘平無毒主五痔病燥出以薑醋進之大有效多食動痼疾一云涼有毒能隨胎發疥瘡

◉麖

◉麞

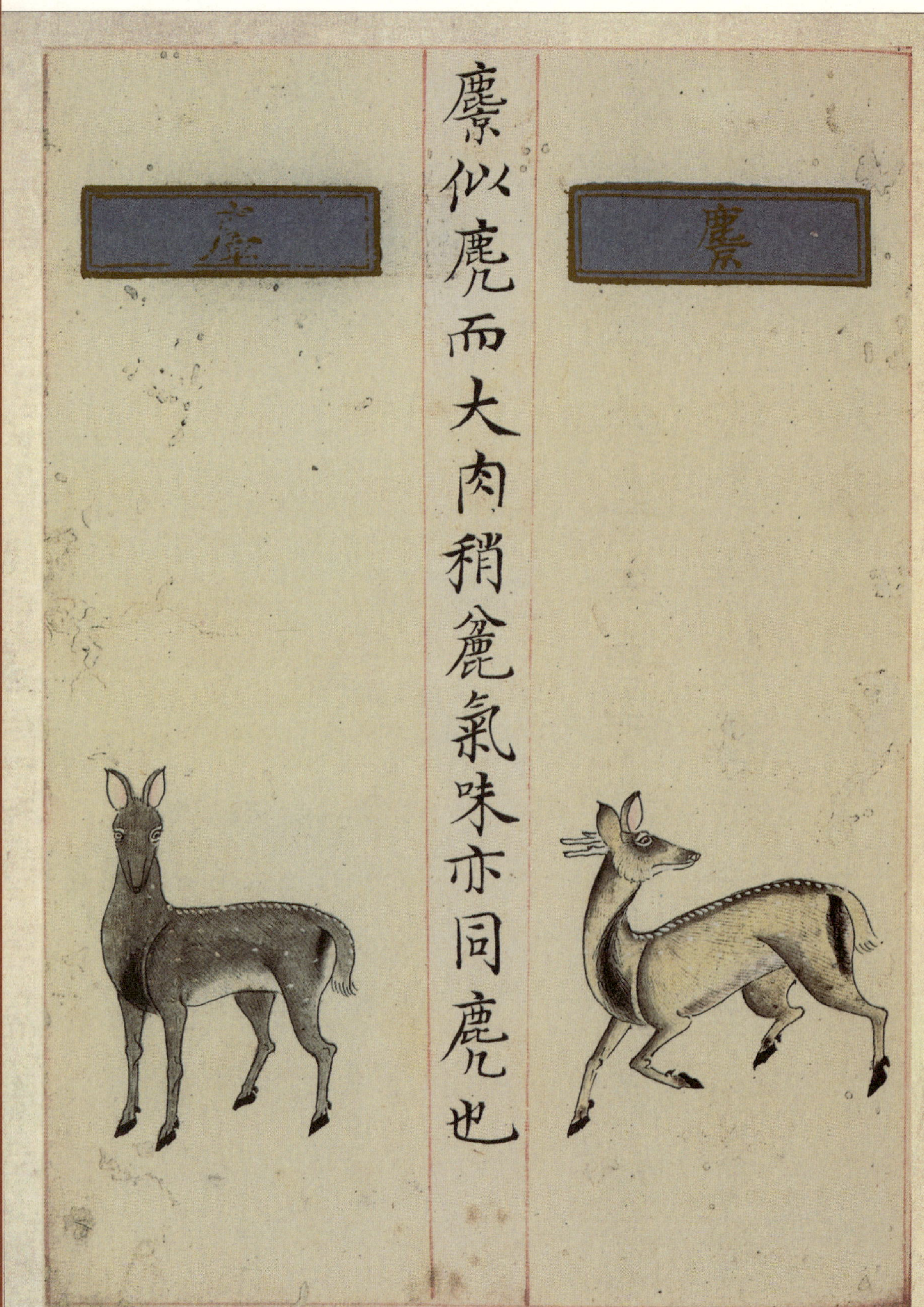
麖

麖似鹿而大肉稍麁氣味亦同鹿也

麞

麞肉味甘温無毒補益五臟八月至十一月食之甚美餘月食之動氣又瘦惡瘡者食之發痼疾心麄豪人宜食之减其性胆小人食之愈怯與鴿食成癥髓益氣力潤澤人面臍下麝香味辛氣温無毒主辟惡氣殺鬼精物瘟瘧蠱毒癇痓去三蟲療諸凶邪鬼氣中惡心腹暴痛脹急痞滿風毒婦人產難墮胎療蛇毒

麋

麋肉益氣補中治腰脚一云微補五臟不足多食令人弱房事發脚氣不可近陰令痿夫麋性與鹿性一同滛樂又辛温補益之物是令陰不痿也意當時寫本

草者逸其字以訛傳訛大率類此孟子言盡信書則不如無書是矣用者酌之

脂辛溫主瘡腫死肌寒風濕痺四肢拘緩不收風頭腫氣通腠理角味甘主脾止血補虛勞益氣力填骨髓煖腰膝壯陽道茸尤良按月令冬至一陽生麋角解夏至一陰生鹿角解麋茸利補陽鹿茸利補陰不可合鰕及生菜梅李果實

◉獾猪

同食

獾猪

獾猪肉甘美作羮臛食之下水腫大效又云味酸平主丹石熱及久患赤白痢瘦人食之長肌肉肥白脂主傳屍鬼氣肺

瘻氣急酒食之胞吐蠱蟲

毫猪

毫猪肉甘美多膏利大腸不可多食發風氣令人虛

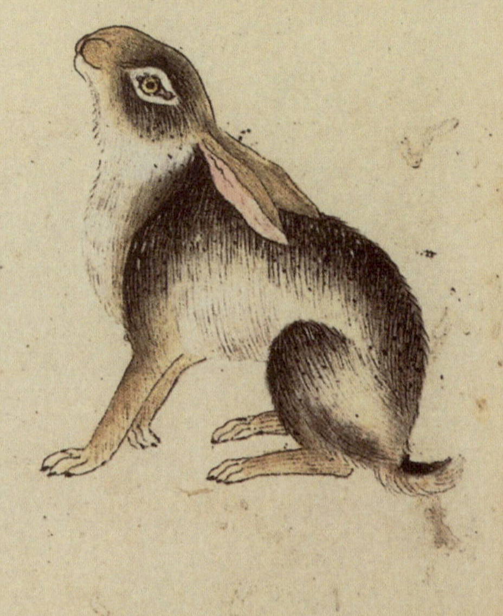

兎肉味辛平無毒主補中益氣又云寒主熱氣濕痺治消渴久食弱陽損元氣血脉令人陰痿與薑同食令心痛姙娠不可食令子缺唇頭骨主頭眩痛顛疾骨

◉驢

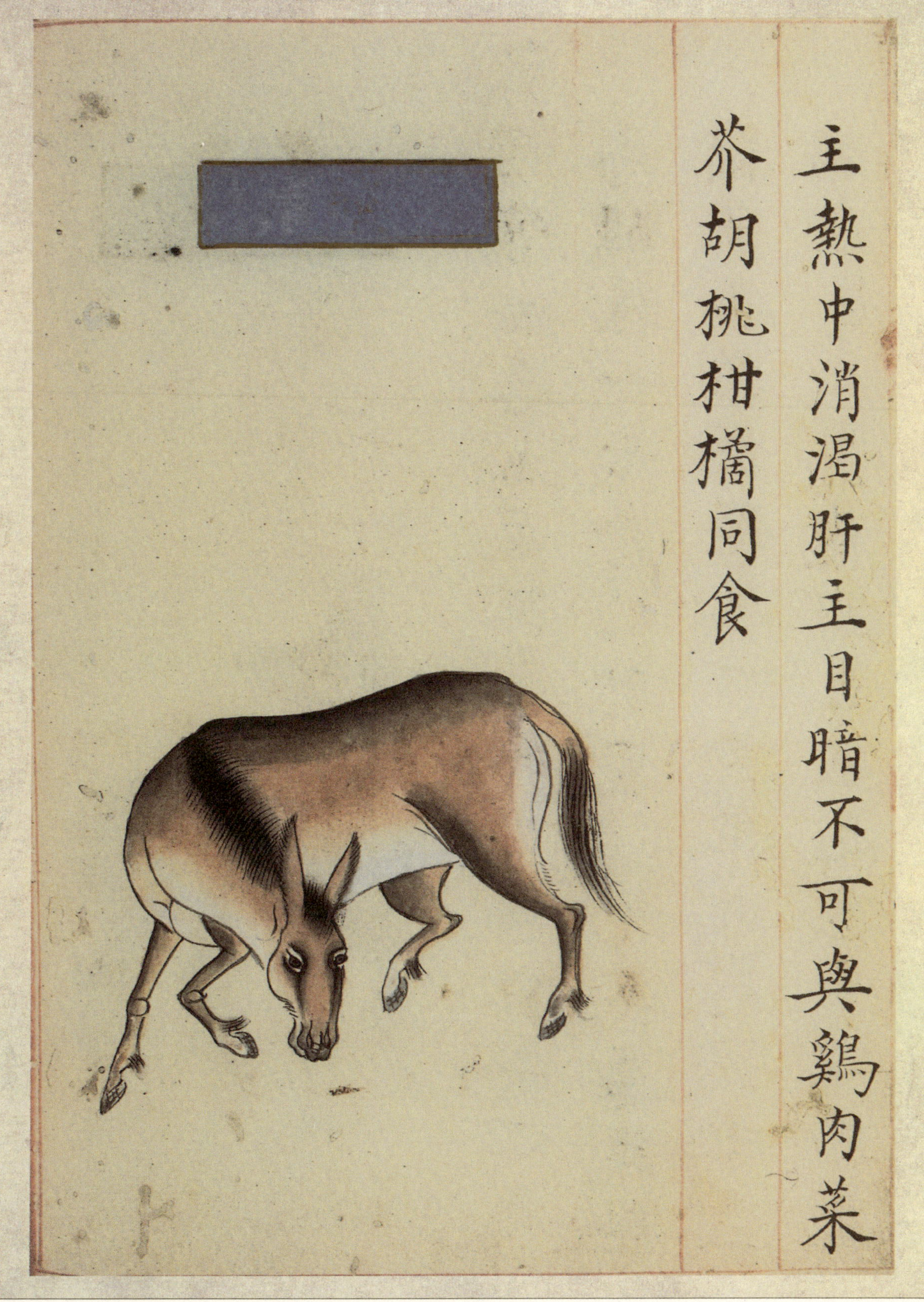

主熱中消渴肝主目暗不可與鷄肉菜芥胡桃柑橘同食

驢肉凉無毒主風狂憂愁不樂能安心氣烏驢佳一云食之動風脂尤甚屢試驗諸家云治風恐未可憑其用烏驢者盖因水色以制熱則生風之意凡腹内物

食之皆令筋急尿屎皆入藥

虎

虎肉味酸平主惡心欲嘔益氣力治瘧又食之入山虎畏之辟三十六種精魅藥箭射毒入骨肉食之不可不慮。

熊

熊肉味甘寒微温無毒主風脾筋骨不仁

五臓腹中積聚寒熱羸瘦頭瘍白秃面

皯皰久服強志不飢輕身有痼疾者食

之終身不能除膽味苦氣寒主時氣盛熱變為黄疸小兒驚癇五痔殺蟲治惡瘡又久痔不差塗之神效其膽春在首夏在腹秋在左足冬在右足此獸能舉木引氣冬蟄不食飢則自舐其掌故其美在掌又食之可禦風寒諸疾宜孟子取之

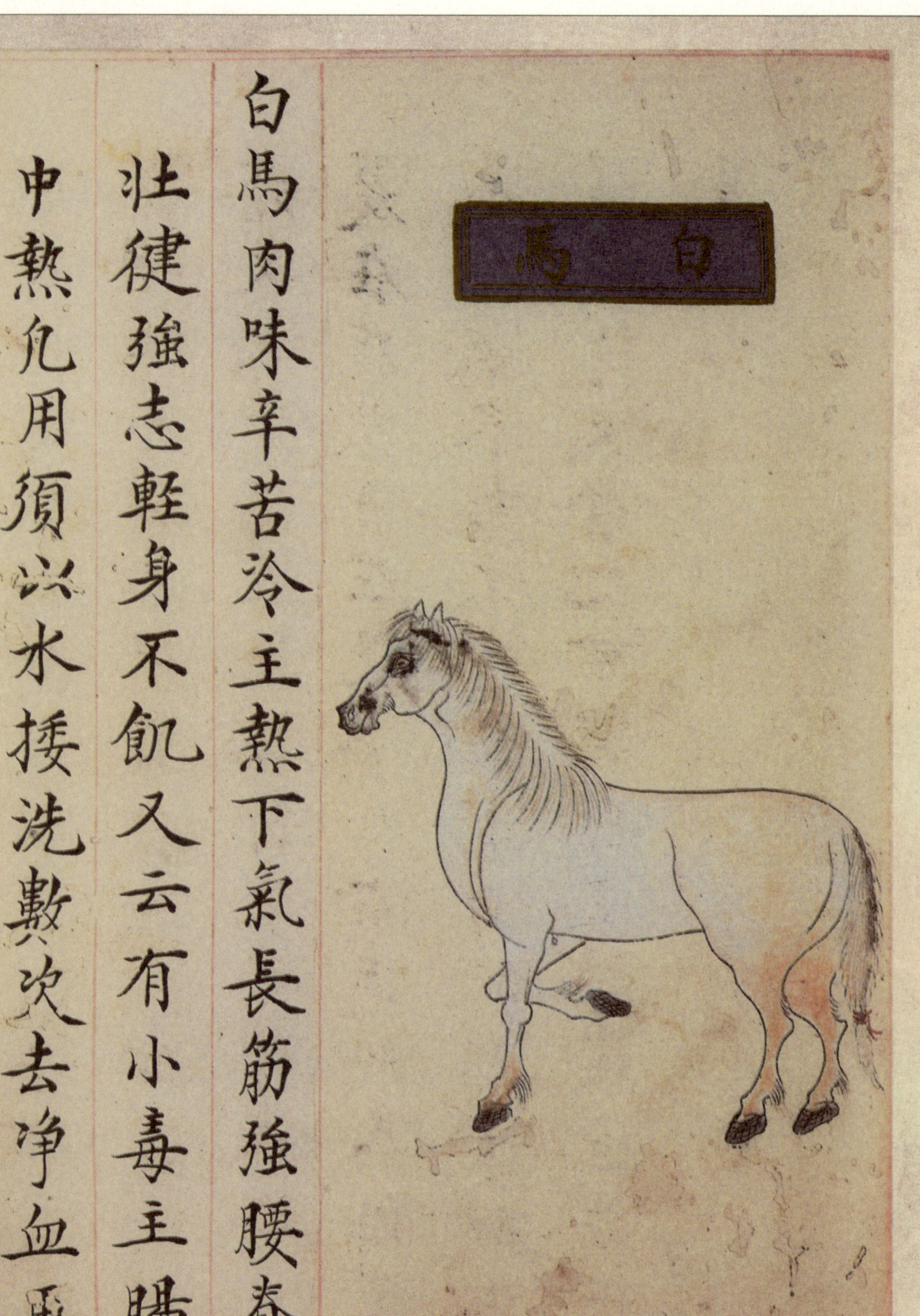

白馬肉味辛苦冷主熱下氣長筋強腰脊壯健強志輕身不飢又云有小毒主腸中熱凡用須以水挼洗數次去淨血再

以好酒洗方煑之更入酒烹熟可食飲
好酒數盃鮮之乃佳莖味甘醎平無毒
主傷中絶脉男子陰痿不起堅長益氣
長肌肉肥健生子小兒驚癇陰乾入藥
肝主寒熱心主喜忘患痢人勿食眼主
驚癇腹滿瘧疾懸蹄主驚邪瘈瘲乳難
衄血內漏崩辟惡氣鬼毒蠱疰不祥齒
主小兒馬癇水磨服頭骨主令人不睡

鬐毛主女子崩中赤白膏主生髮脯療
寒熱痿痺溺味辛微寒主消渴破癥堅
積聚男子伏梁積疝婦人瘕疾銅器盛
飲之又治鱉瘕又洗頭瘡白秃屎名馬
通微溫主婦人崩中止渴及吐下血鼻
衄金瘡止血肝大毒食而死者多矣故
曰食馬留肝凡馬肉與蒼耳同食十有
九死與生薑同食生氣嗽又不可與倉

豹

米同食倉米恐是蒼耳也姙婦并有瘡疥者不可食白馬黑蹄頭青蹄黑脊而斑凢形色異常者皆不可食牡馬并各色馬諸書不載大率一類而不及白牡馬也

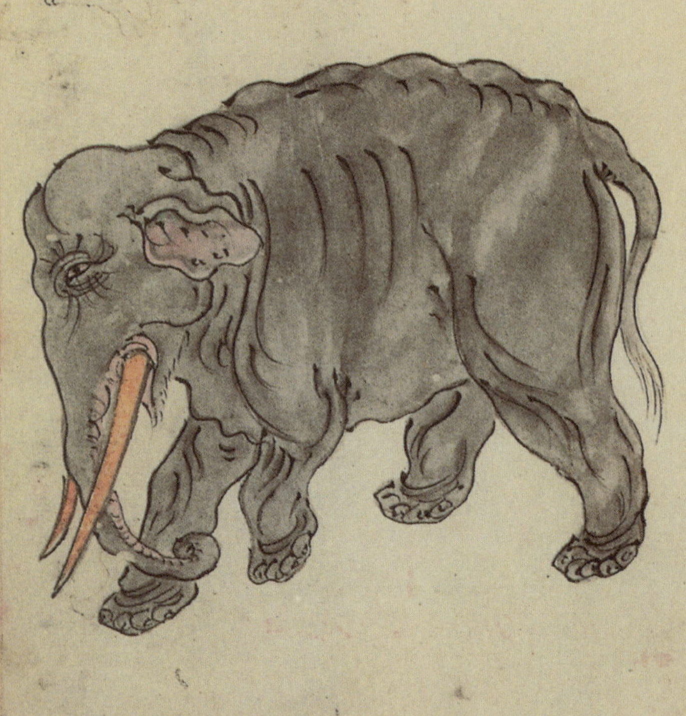

肉味酸平無毒主安五臟補絕傷車

益氣久服利人耐寒暑脂合生髮膏朝

塗暮生齒骨極堅人詐為佛牙

象肉味淡多食令人體重牙無毒主諸鐵
及雜物入肉刮取屑細研和水傅刺上
即出身具百獸肉惟鼻是其本肉膽隨
四時所在四腿春前左夏前右秋後左
冬後右主目疾和乳滴目中又云喉中
刺痛用舊牙梳屑研水飲之小便不通
生煎服之小便多燒灰飲下

獺

獺肉味甘寒療時氣肝味甘有毒鬼疰蠱毒却魚鯁止久嗽燒服之膽主明目塗酒盃脣上酒稍高於盃脣分盃之說誤也屎主魚臍瘡研傅之

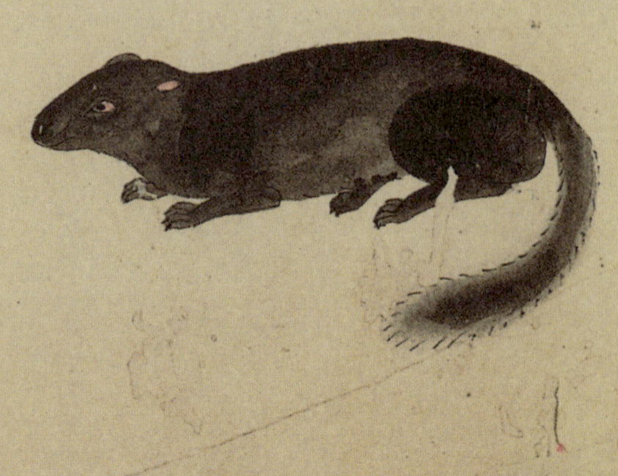

豺

豺肉味酸食之無益皮性熱主冷痺脚氣

炙纏病上即差

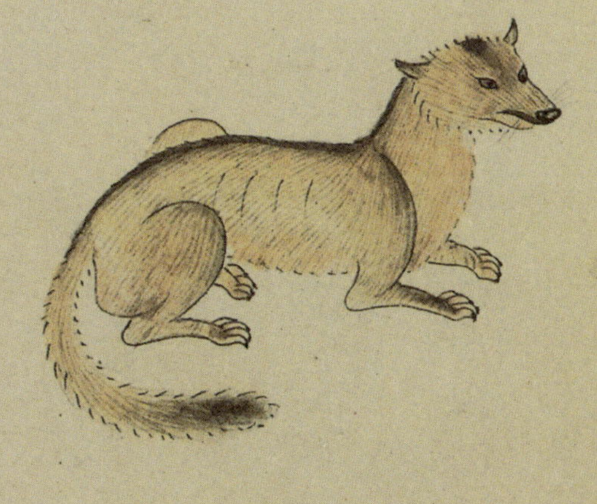

狼

狼味辛老狼頷下有懸肉行善顧疾則不能䏶中筋如織絡小囊大似鴨卵作聲諸竅皆沸糞烟直上烽火用之昔言狼

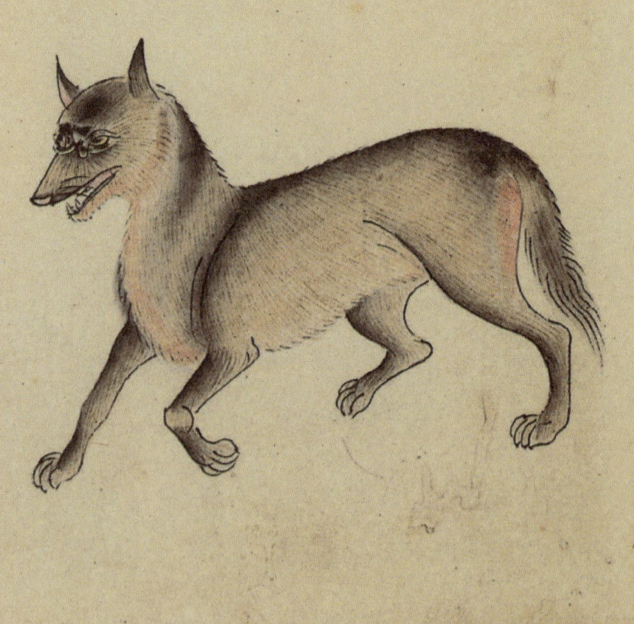

羆

狽是二物狽前二足絶短先知食之所在指以示狼狼負以行匪狼不能動肉皆可食

貔

羆大於熊貔似虎貓似虎而淺毛三獸俱

陽物用同熊虎

狐味甘寒有毒主補虛勞治惡瘡疥作臛食之陰莖味甘有毒主女子絕產陰痒小兒陰癩卵腫雄狐糞燒之辟溫疫惡病頭燒以辟邪心肝生服治妖魅干燒

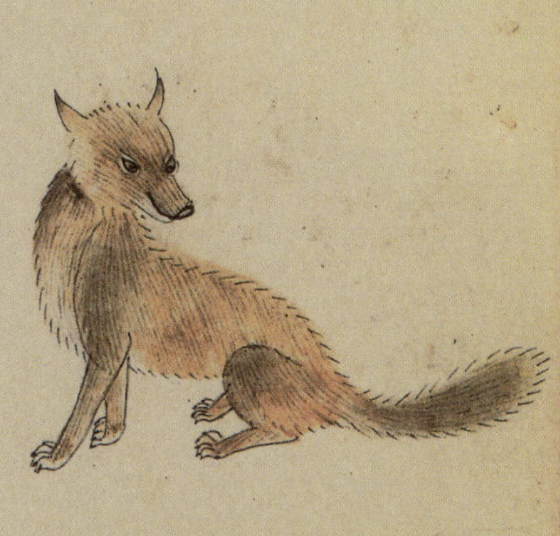

狐

◉玉面狸

◉九節狸

灰治風

玉面狸

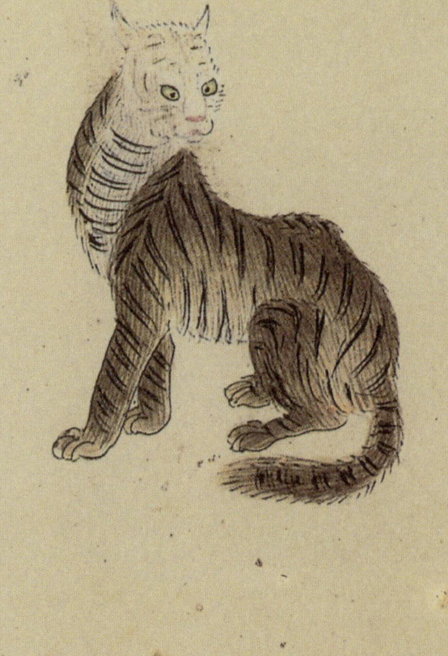

九節狸

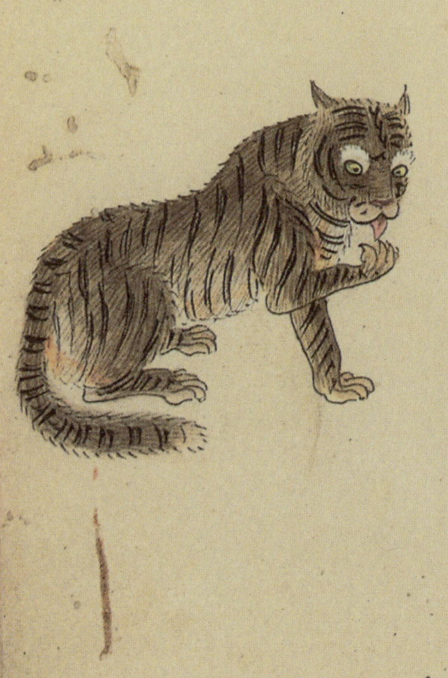

◉風狸

◉香狸

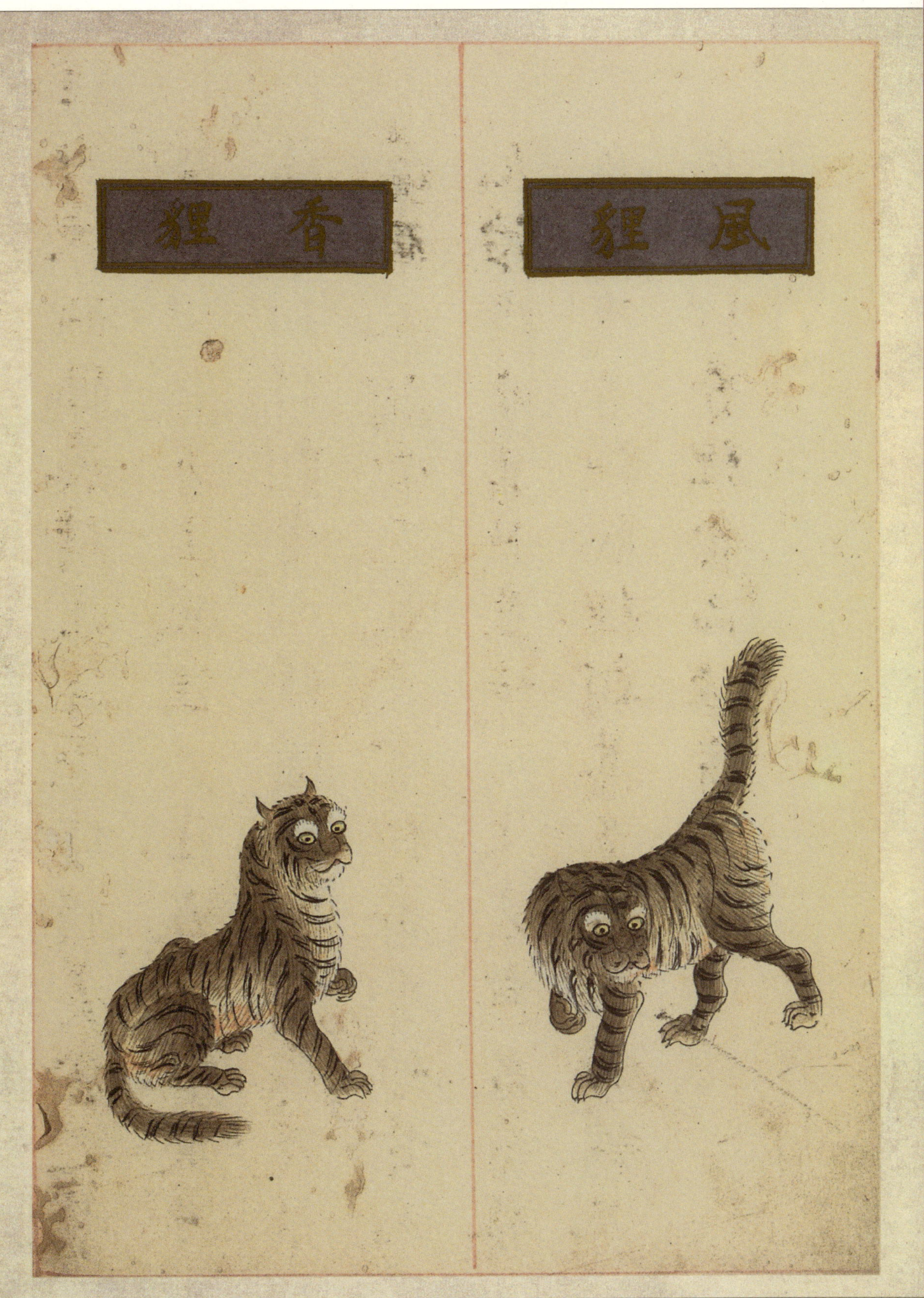

狸肉味似狐療諸疰五痔作臛羹食之骨味甘溫無毒主風疰尸疰鬼疰在皮中淫躍如針刺者心腹痛走無常處及鼠瘻惡瘡頭骨尤良炙骨和麝香雄黃為丸治痔瘻甚效糞燒灰主寒熱鬼瘧發無期度者極驗狸類甚多有玉面狸九節風狸香狸食品佳者也

猯

猯肉胞膏味甘平無毒主上氣乏氣欬逆酒和服之又水脹不差者以肉作羹臛食之胞乾磨服吐蠱毒並效

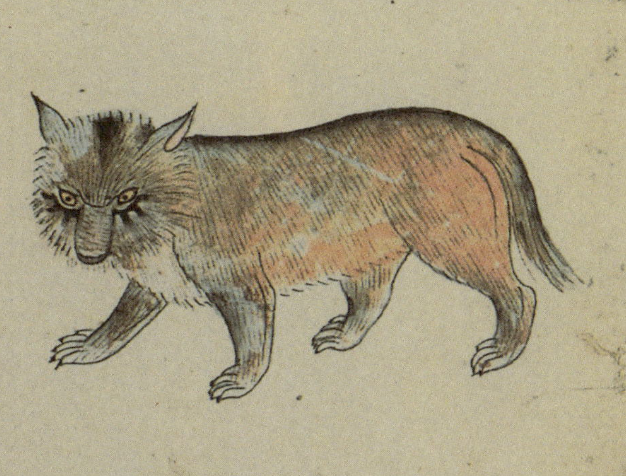

猴

猴肉味酸平無毒主諸風勞釀酒彌佳乾脯主久瘧頭骨主瘴魅手主小兒驚癇口噤米主蜘蛛咬皮主馬疫氣

麈

麈肉味如牛脂甘過之皮可為靴尾能辟

麈山牛也

◉家猫

◉鼹鼠

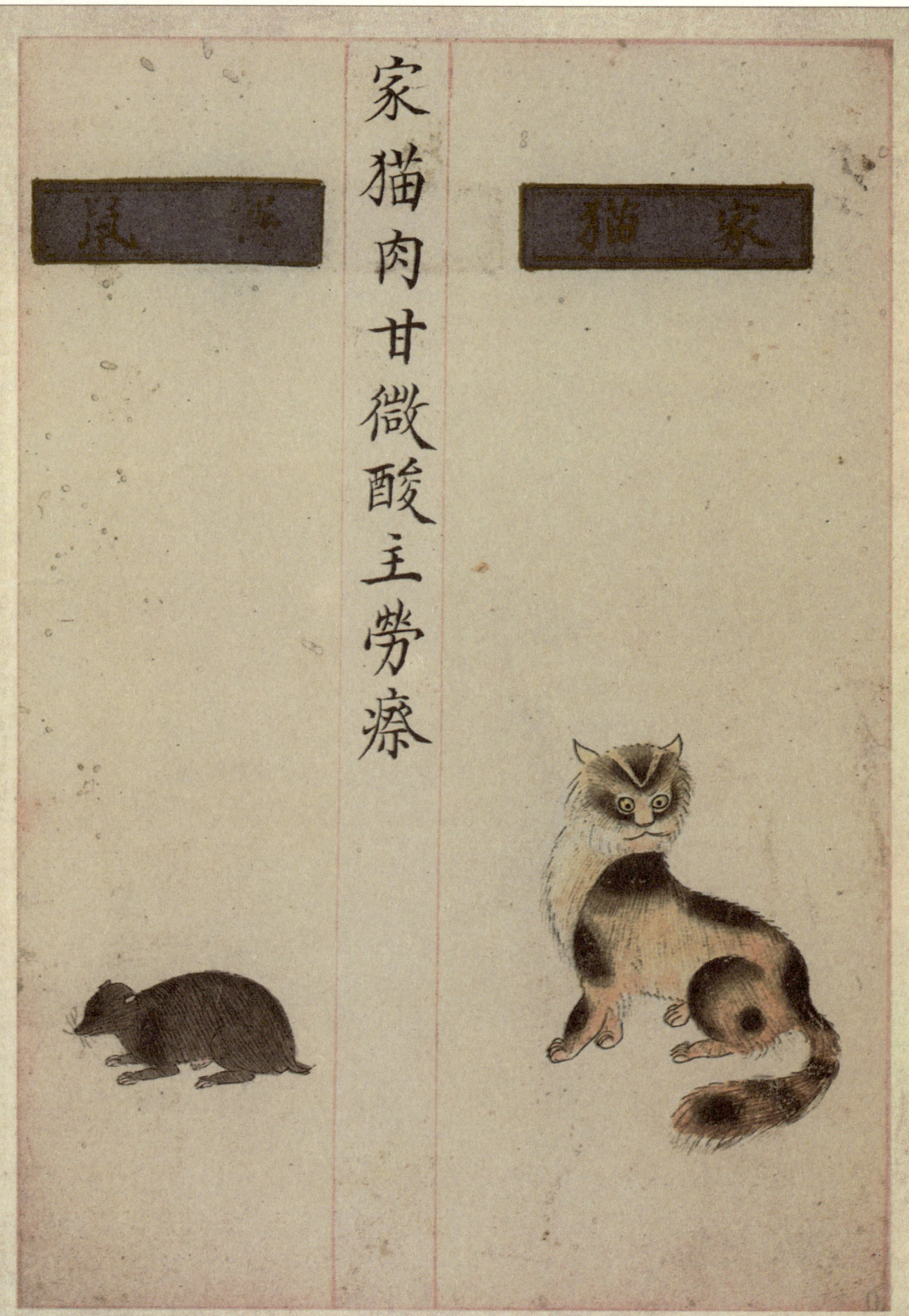

◉竹䶉　◉鼺鼠

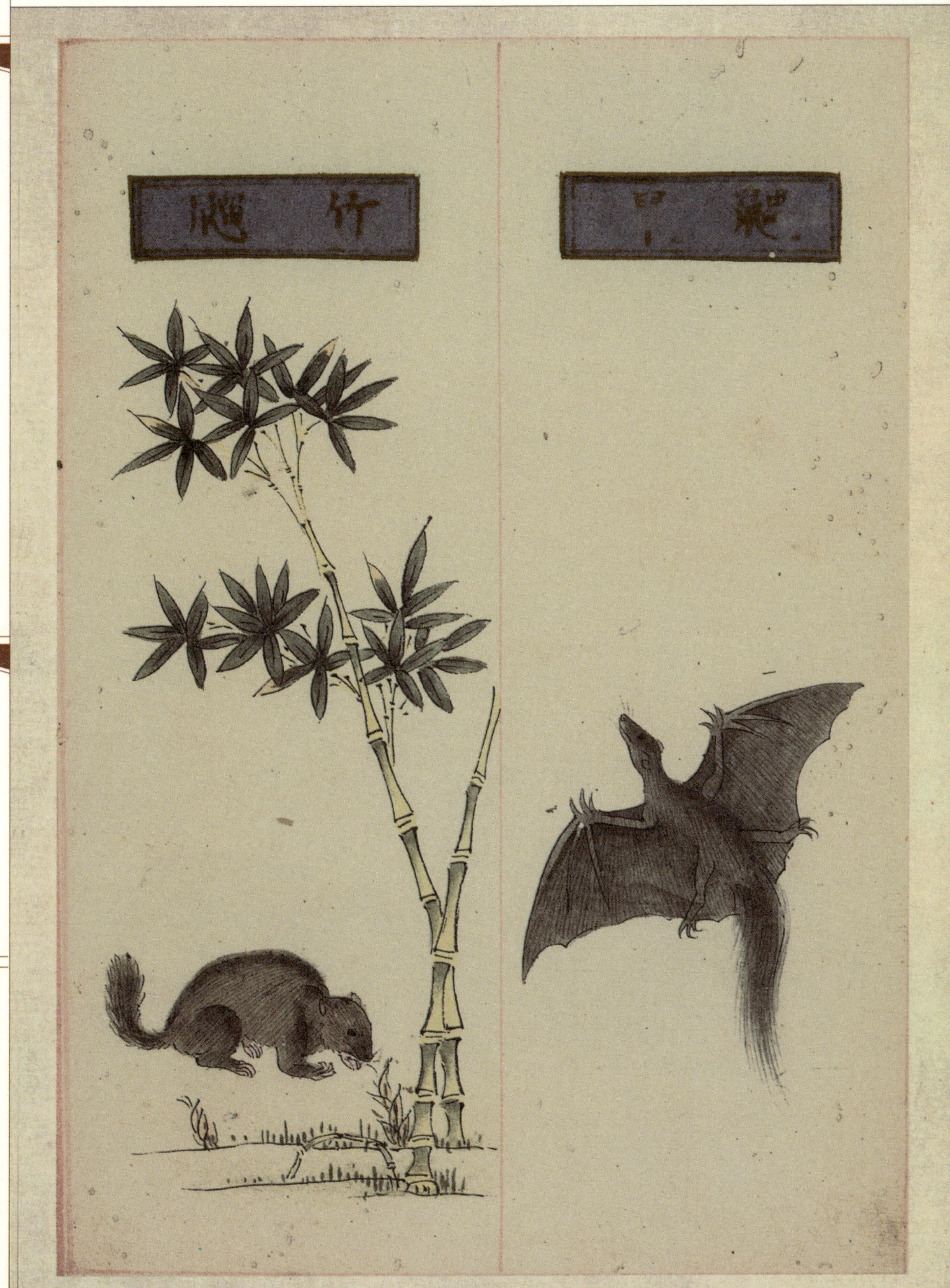

◉貂鼠

◉黄鼠

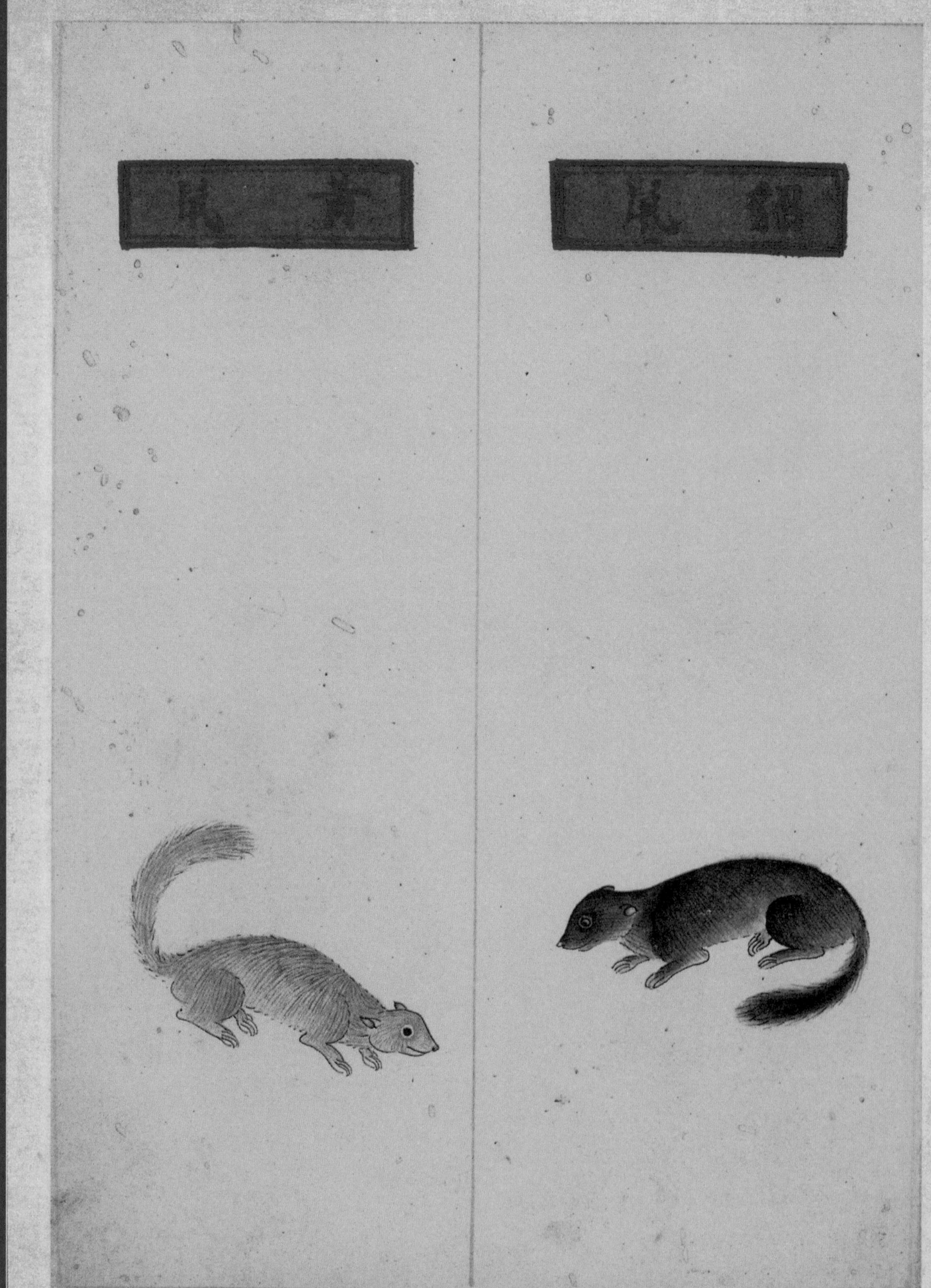

果然

鼷鼠味鹹無毒主瘻疽諸瘻蝕惡瘡陰䘌爛瘡鼺鼠主墮胎易產一種竹鼬食筍味佳它如貂鼠黃鼠狼俱入藥又云鼠膽治耳聾但取而不得耳

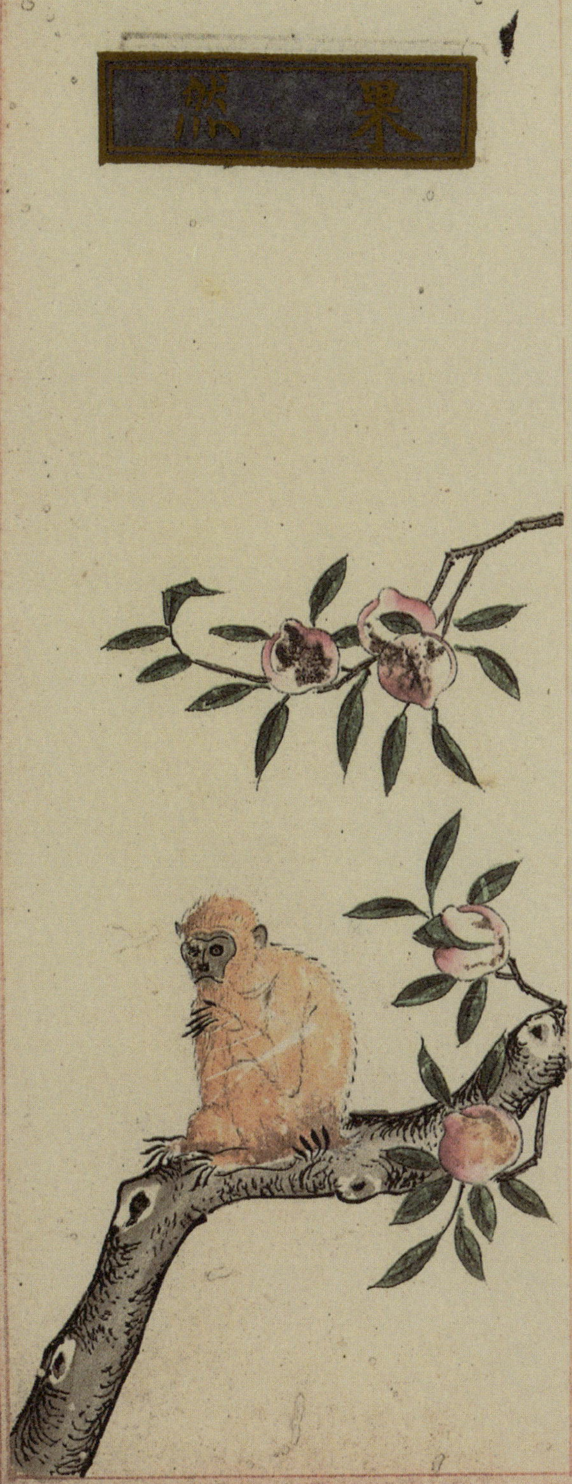

◉狨獸

◉狒狒

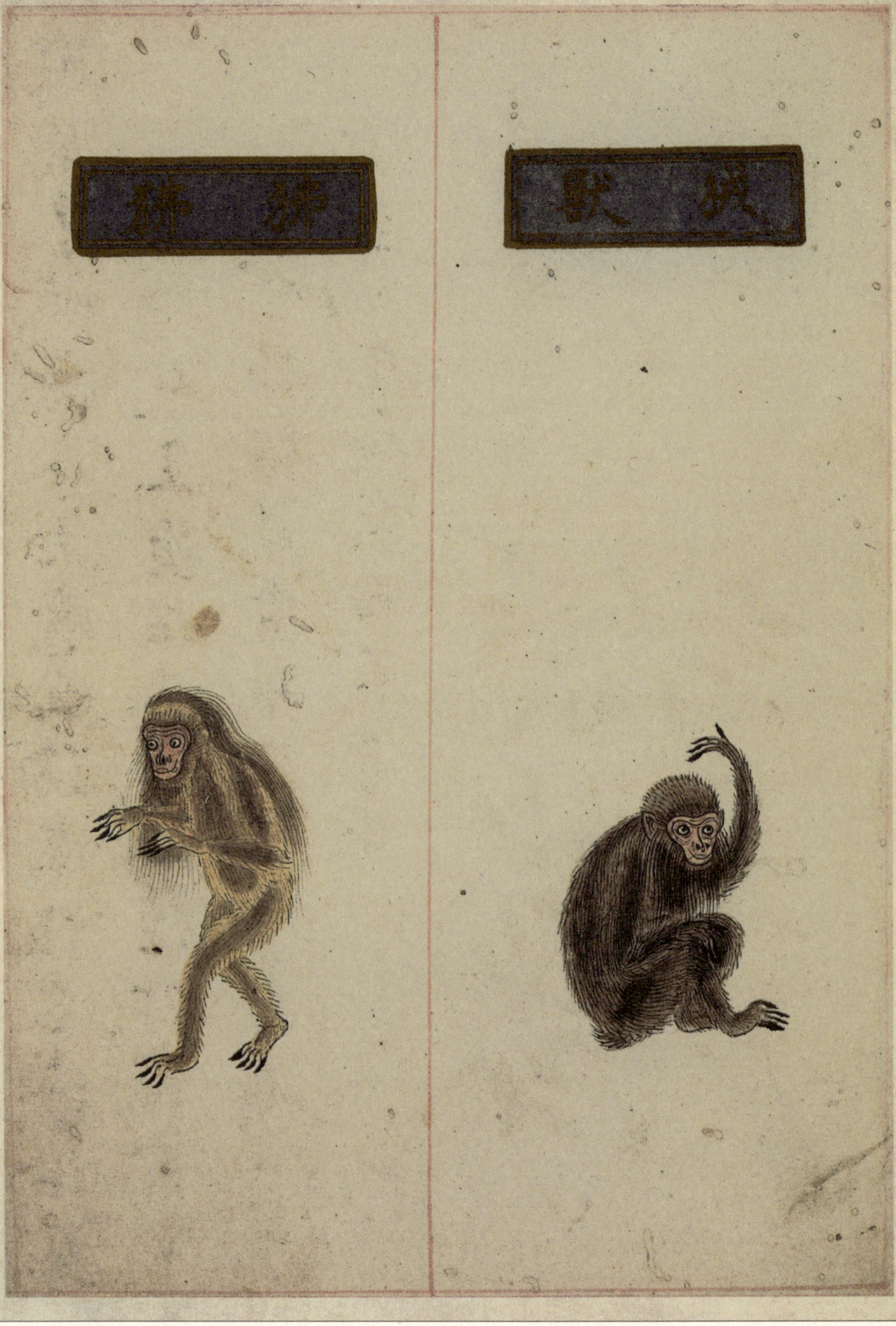

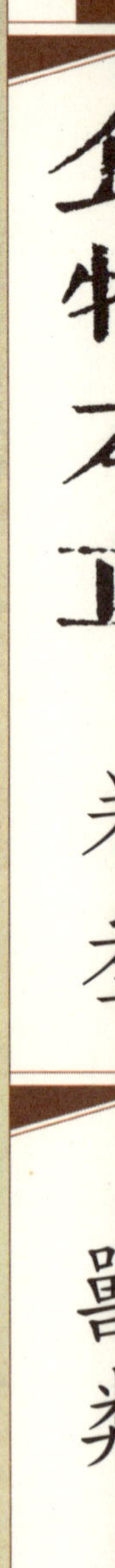

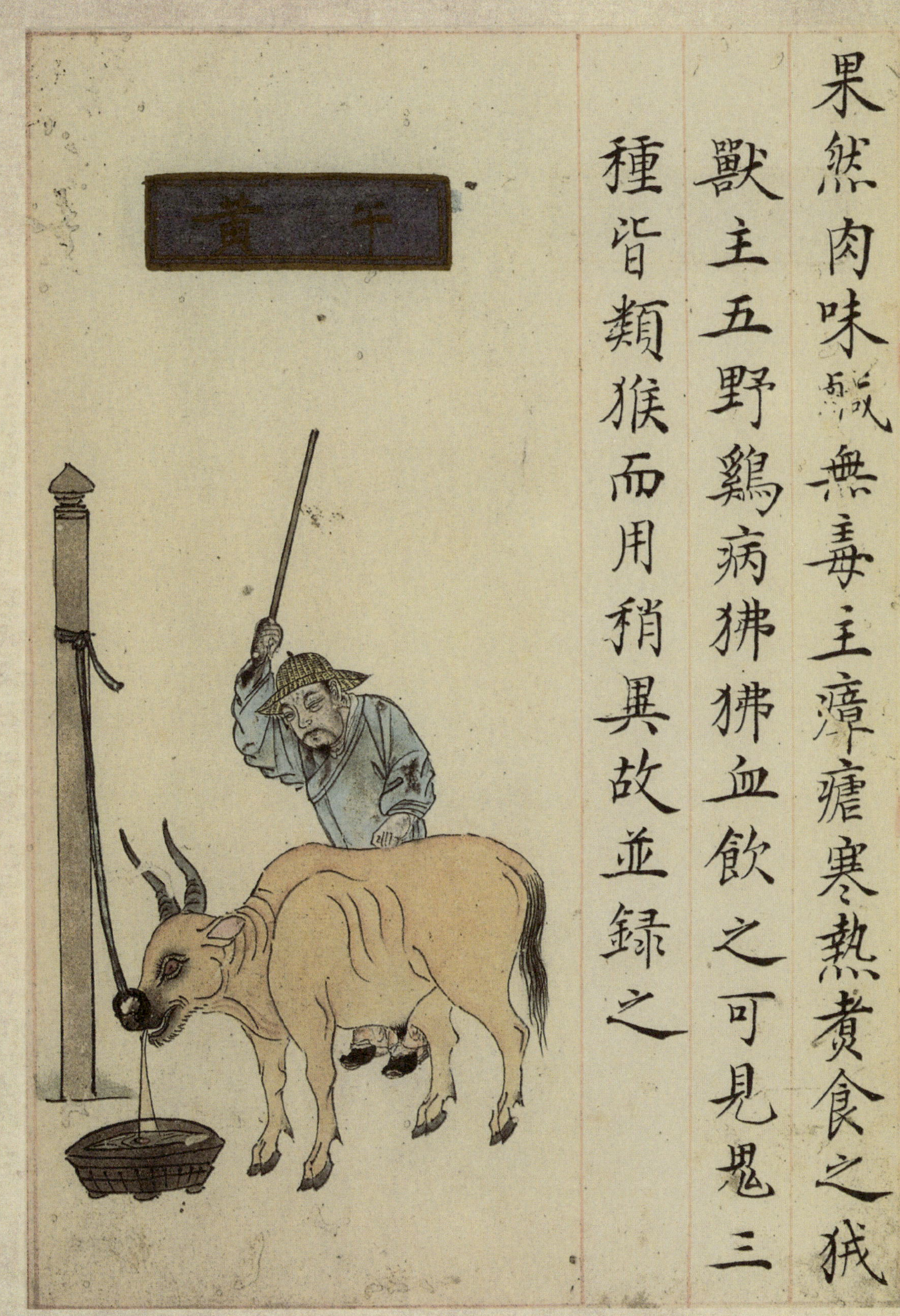

果然肉味鹹無毒主瘴瘧寒熱煮食之狨獸主五野鷄病狒狒血飲之可見鬼三種皆類猴而用稍異故並録之

◉犀角

◉膃肭臍

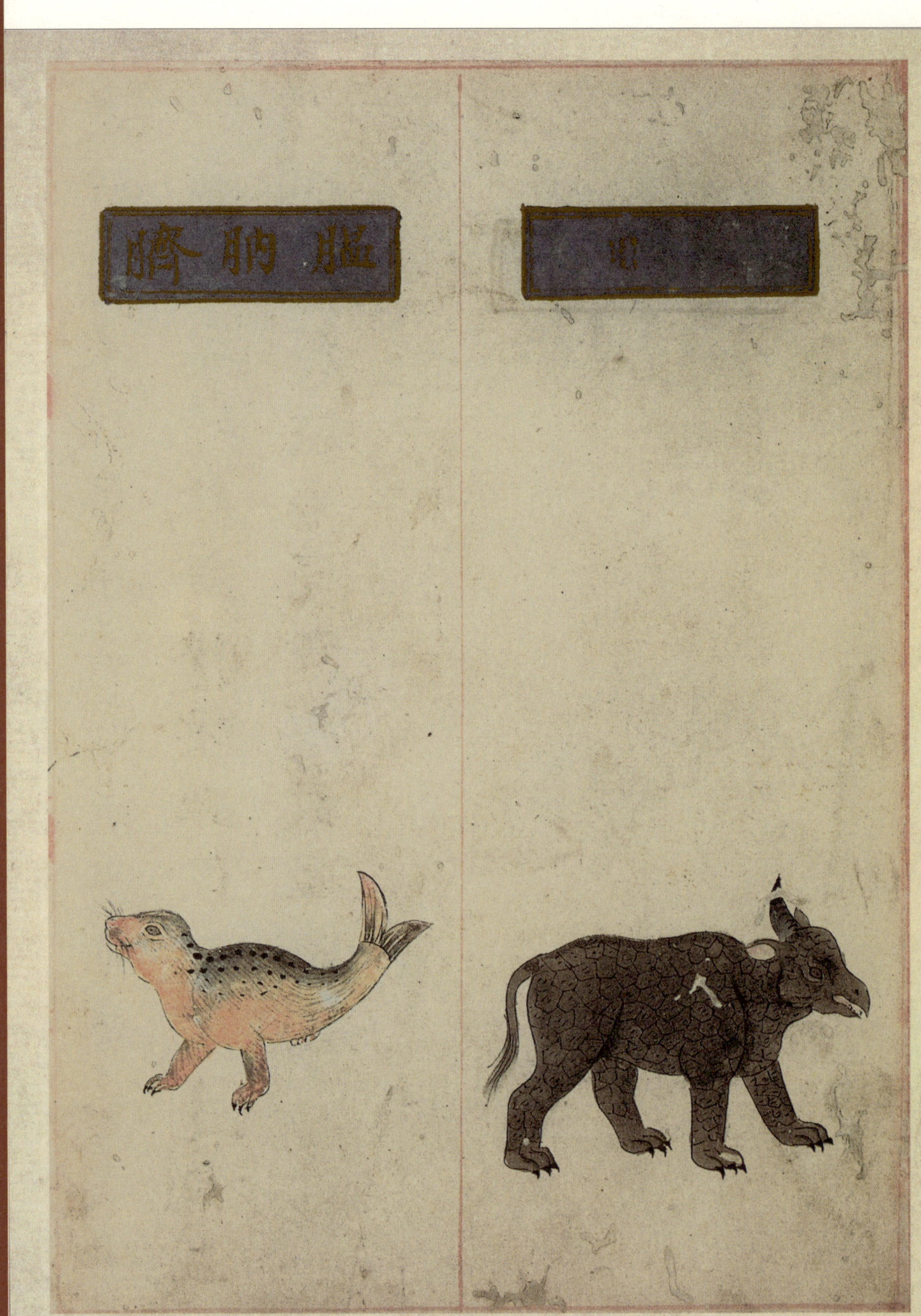

貊澤膏

牛黃犀角膃肭臍貊澤膏罕有真者雖有亦不多用者慎焉彼麒麟騶虞神龍之肉人亦豈易得而醢之哉

古諸獸肉如熱血不斷落水浮及形

色異常之類者皆有毒不可食孔子色惡不食臭惡不食不時不食是也又曰肉雖多不使勝食氣盖人食以穀氣為主一或過焉適足以傷人非養生之道矣况望其有所補乎夫人雖不如孔子之聖而自昧昧於飲食之節以自戕其生尚亦不愼何哉宜合會必[illegible]究觀之

食物本草卷三

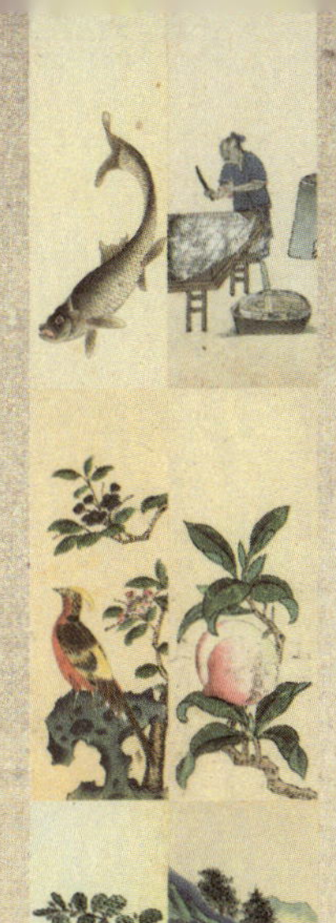
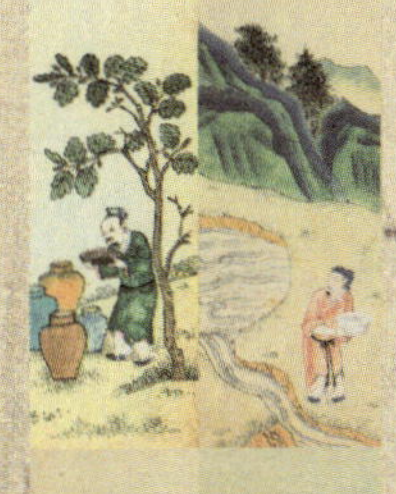
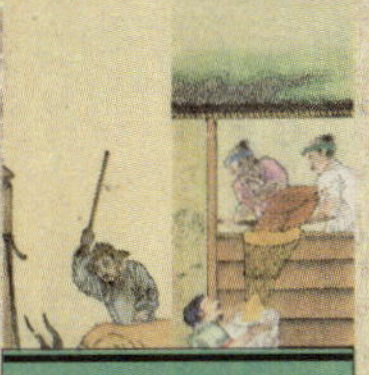

食物本草

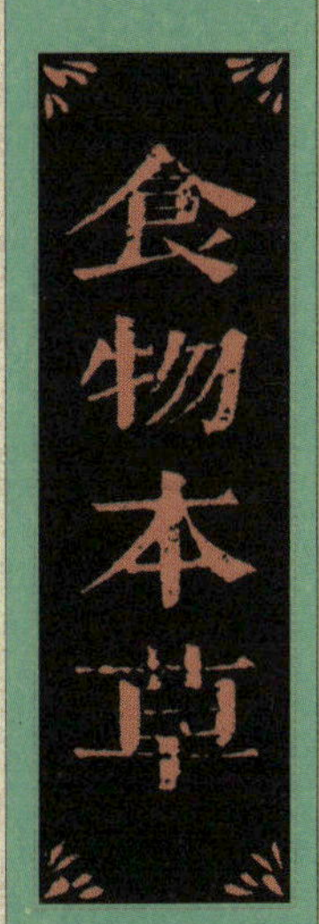

卷肆

北京圖書館出版社

食物本草
卷肆書影

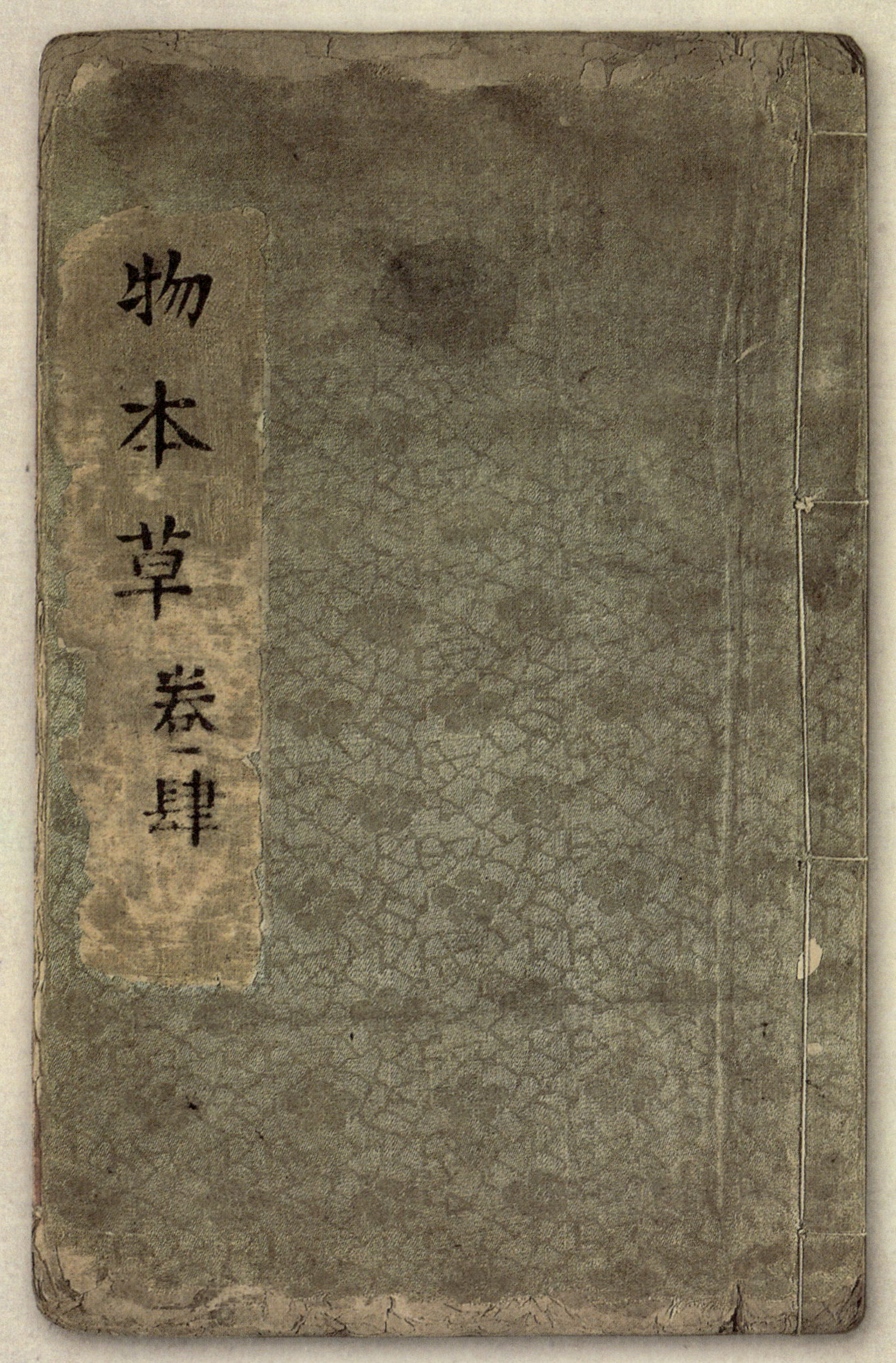

食物本草卷四

魚類　味類

鯽魚

鯽魚味甘温無毒主諸惡瘡燒以醬汁和塗之或取猪脂煎用又主腸癰合蓴作

羹主胃弱不下食調中下氣補虛作膾主腸澼水穀不調及赤白久痢又釀白礬燒灰治腸風血痢又開其腹內少鹽燒之治齒痛丹溪云諸魚皆屬火惟鯽魚屬土故能入陽明有調胃實腸之功多食亦能動火不可與沙糖蒜芥猪肝雞肉同食

鯉魚

鯉魚味甘寒無毒肉燒灰治欬逆氣喘煮食之療水腫脚滿下氣女子安胎治懷姙身腫又天行病後與原有癥疾人皆

不可食肉忌葵菜子忌猪肝同食俱害

人頭有毒膽主目熱赤痛青盲明目久

服強悍益志氣滴耳聾小兒熱腫塗之

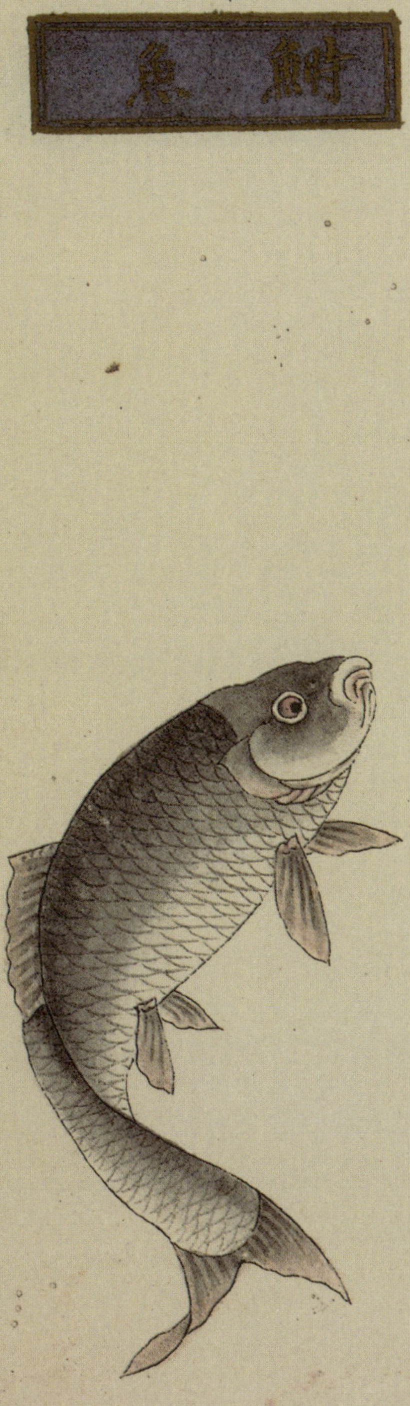

鰣魚

鰣魚平補虚勞稍發疳痼

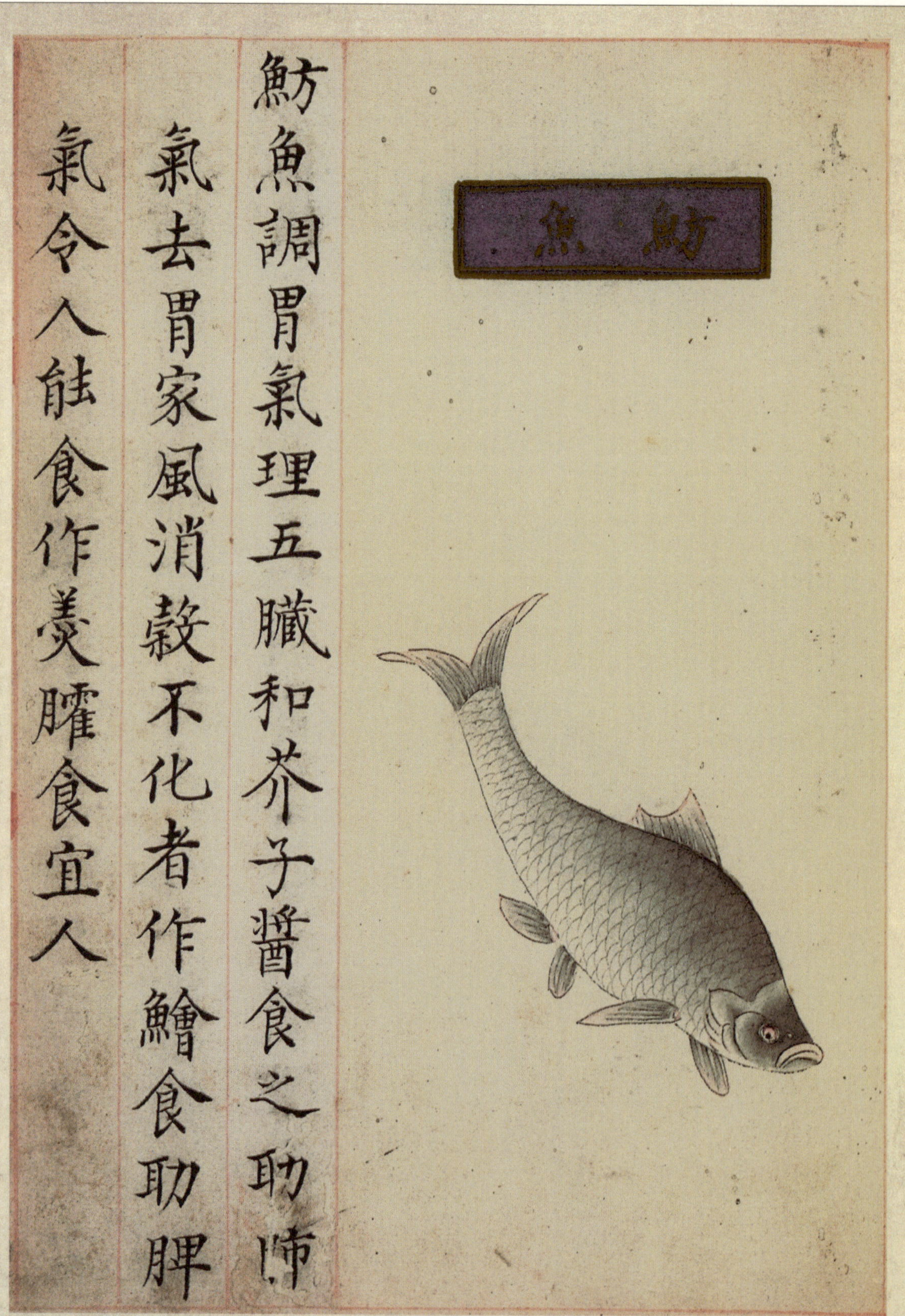
魴魚
魴魚調胃氣理五臟和芥子醬食之助肺
氣去胃家風消穀不化者作鱠食助脾
氣令人能食作羹臛食宜人

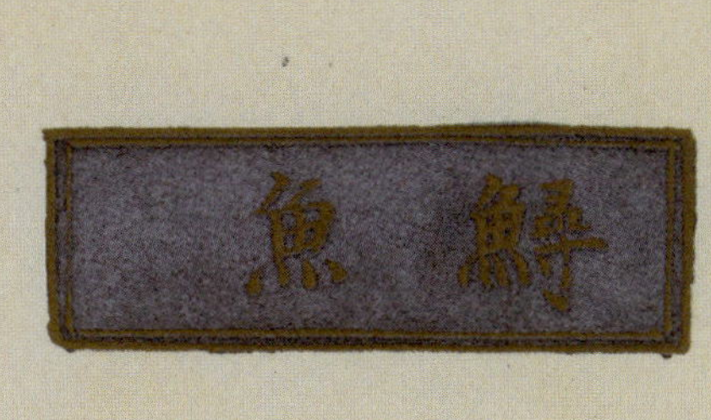

鱘魚味甘平益氣補虛肥健人其子肥美

殺腹內小蟲

◉蠡魚

◉黑魚

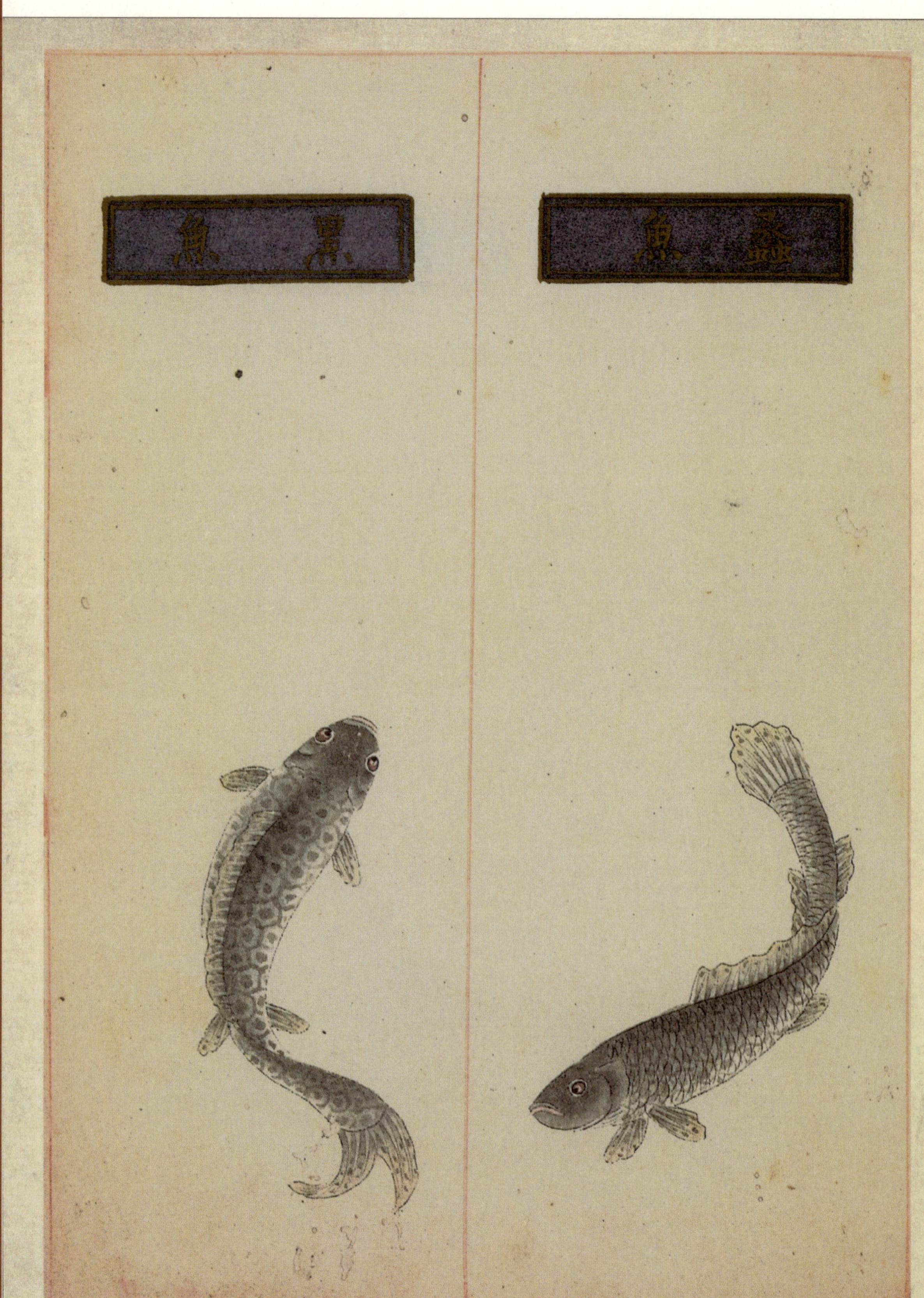

鱻魚味甘寒無毒主濕痺面目腫脹大小便擁塞療五痔出血取魚腸以五味炙令香以綿裹內穀道中食頃蟲即出又脚氣風氣作膾食之良丹溪癩疾用此魚以代蛇之或缺是亦去風古方有單用黑鱻湯安胎是姙娠亦可食也一云亦發瘡疾諸魚膽皆苦惟此膽甘可食

鮥魚

鮥魚味平甘無毒開味利臟久食肥健此魚食泥不忌藥

鱸魚

鱸魚平補五臟益筋骨和腸胃安胎治水氣食之宜人作鮓尤良暴乾甚香美雖有小毒不致發病一云發痃癖及瘡腫不可與乳酪同食中毒以蘆根汁解之

河魨魚

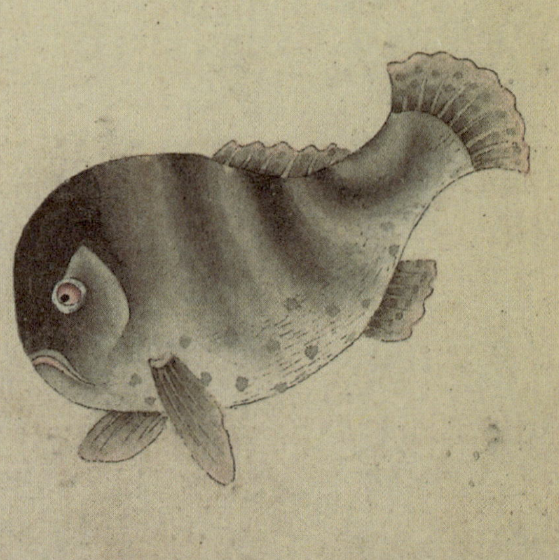

河魨魚味甘溫有大毒主補虛理腰脚痔疾殺毒其味極美肝尤毒然修治不法食之殺人撖欖蘆根糞水解之

石首魚

石首魚味甘無毒開胃益氣乾者為鯗魚消宿食消瓜成水主中惡暴痢用大麥稈包不露風陳久愈好否則發紅失味又云魚首有石如碁子磨服治淋

◉鱭魚　◉青魚

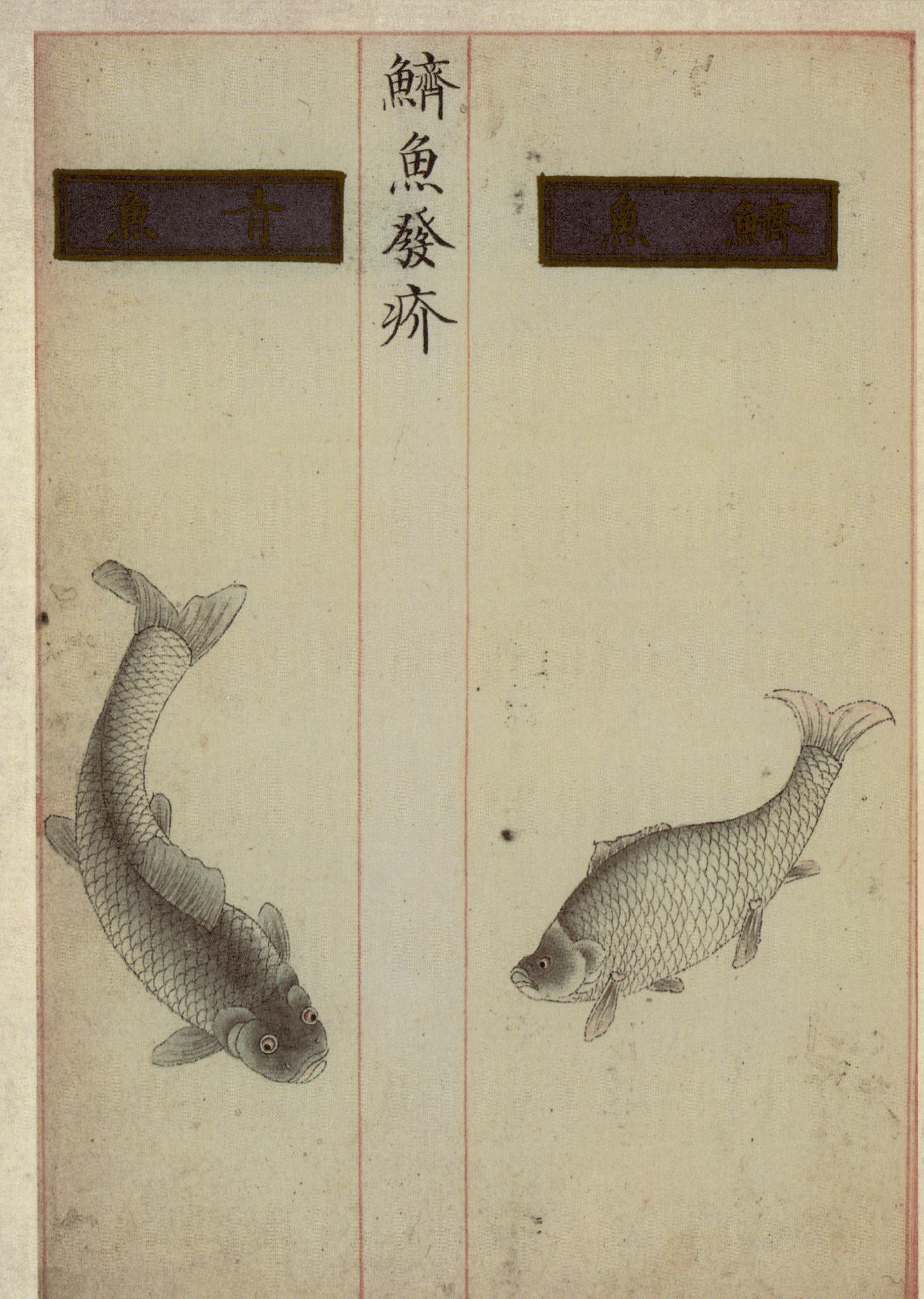

鮎魚

青魚甘平無毒微毒主濕痺脚氣弱煩悶益氣力忌蒜葵

鮎魚甘無毒一云有毒主水浮腫病利小便忌牛肝鮀魚似鮎美且益人下膀胱水動痼疾不可與野猪野雉同食赤目赤鬚無腮者不可食二魚寒而有毒非

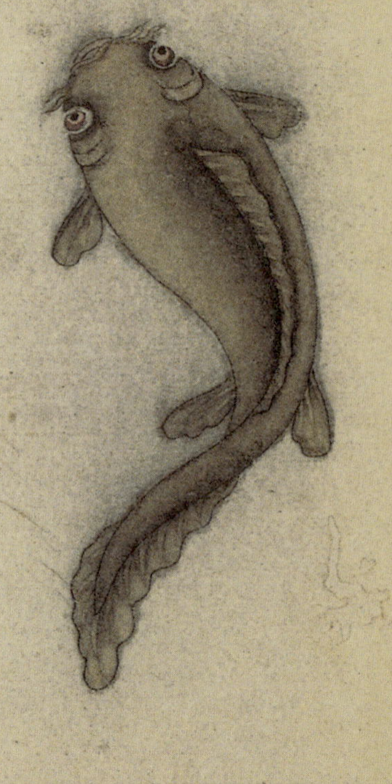

鮀魚

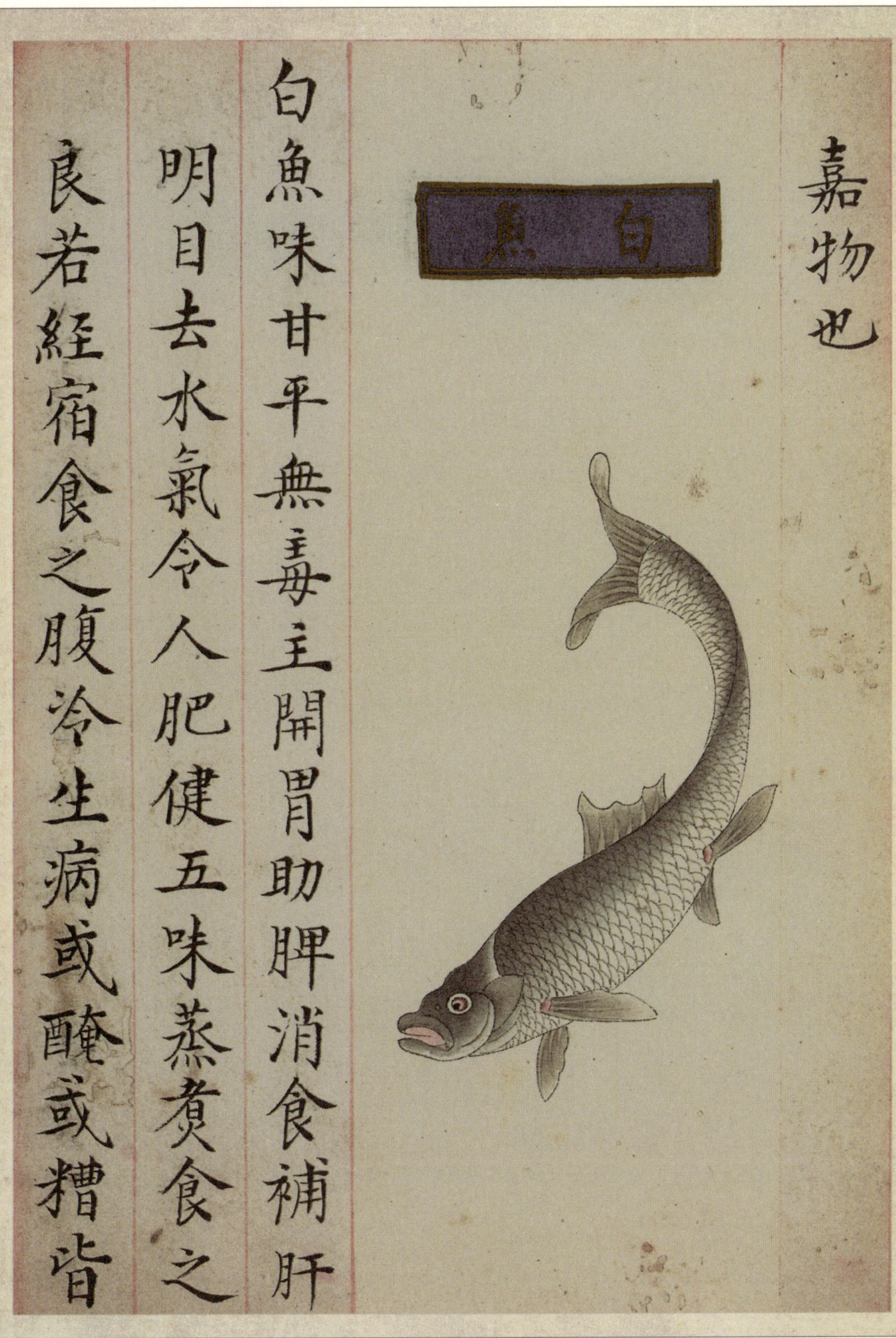
嘉物也

白魚

白魚味甘平無毒主開胃助脾消食補肝明目去水氣令人肥健五味蒸煮食之良若經宿食之腹冷生病或醃或糟皆

鰻鱺魚

可人患瘡癬食之甚發膿灸瘡食之不發

鰻鱺魚味甘有毒一云平微毒主五痔瘡瘻腰背濕風痺常如水洗及濕脚氣一切風瘙如蟲行者殺猪蟲諸草石藥毒勞瘵人食之殺蟲昔有女子患傳尸勞其家以之活釘棺中棄之江流以絶此病流至金山有人引岸開視之女人尤活因取置漁舍多得鰻鱺食之病愈後為漁人妻此說事見稽神錄

鱓魚

鱓魚味甘大温無毒主補中益氣血除腹中冷氣腹鳴產前產後病淋瀝瘦弱血氣不調宜食若過多令霍亂時行病起食之再發

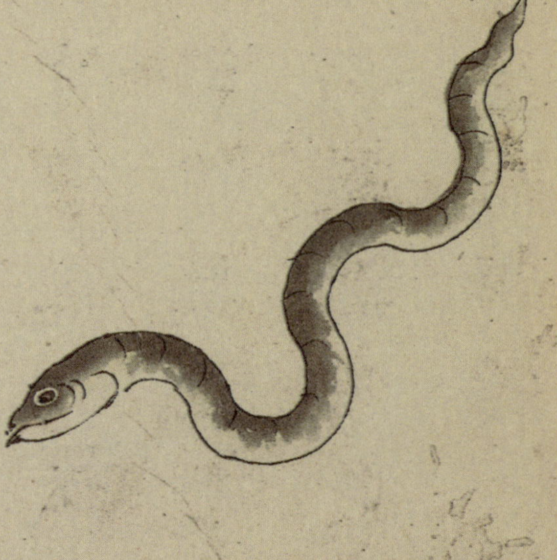

◉鱅魚

◉鰱魚

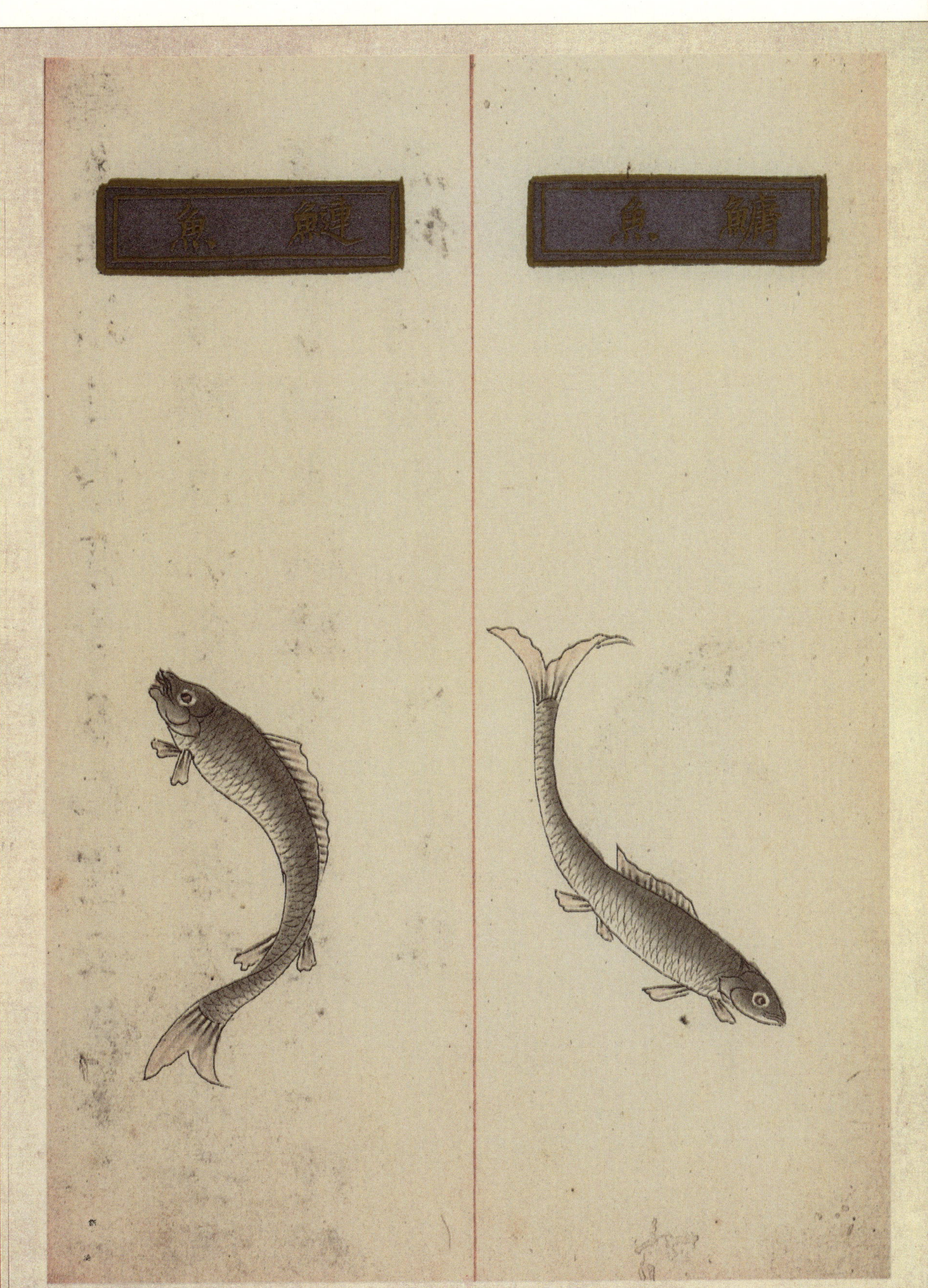

◉鯇魚

鯇魚

鱅魚格頟目傍有骨名乙禮云魚去乙一云東海鰫魚也食之別無功用又云池塘所蓄頭大細鱗者甘平益人一種鰱魚似鱅頭小色白性急味勝

鯇魚無毒膽最苦治喉痺飛尸

鱖魚

鱖魚味甘無毒去腹内惡血及小蟲益氣力令人肥健一云平稍有毒益脾胃

昌侯魚

昌侯魚味甘平無毒益氣肥健子有毒令人痢下

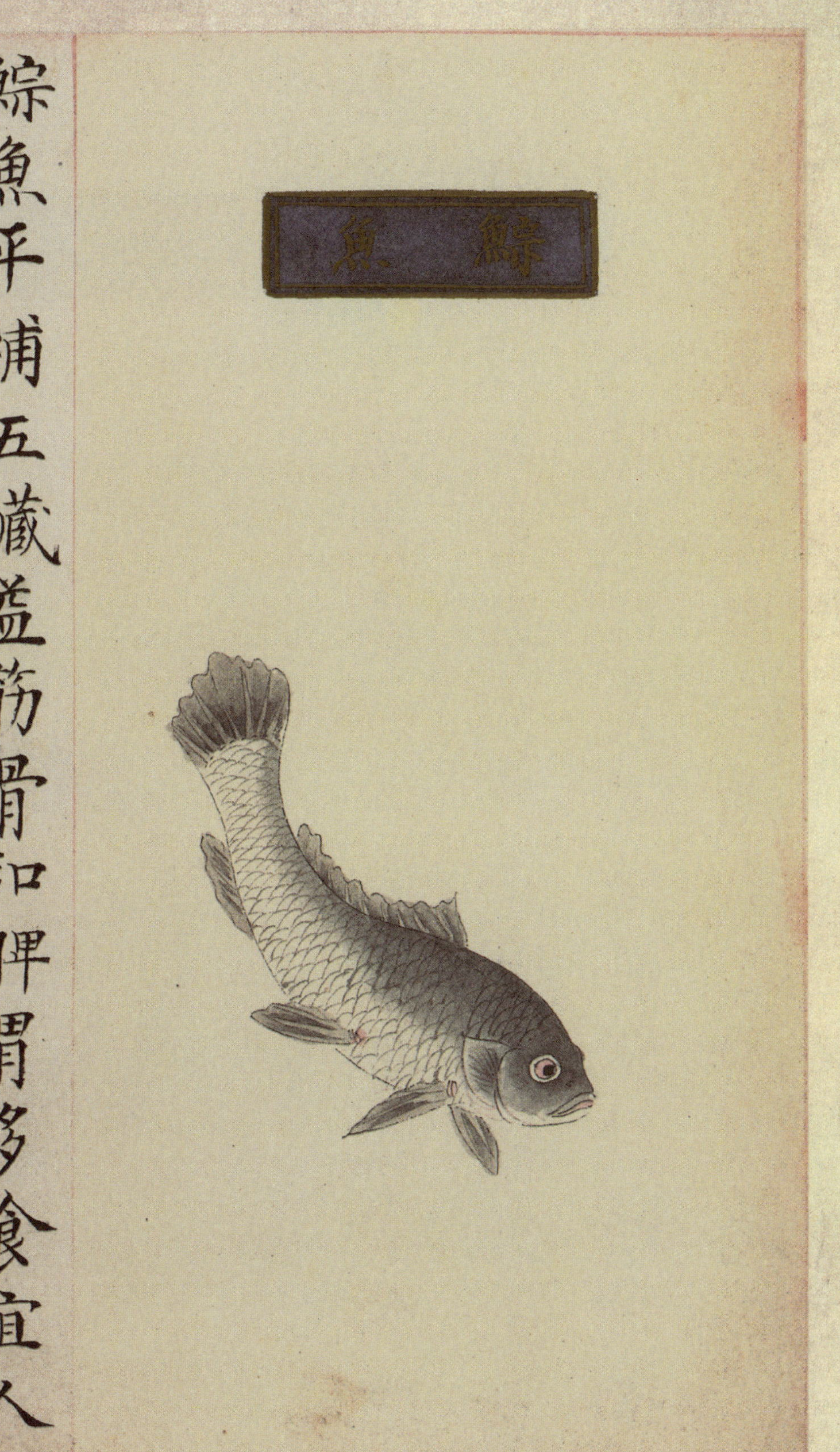

鯮魚平補五臟益筋骨和脾胃多食宜人

作鮓尤佳暴乾甚香美不毒亦不發病

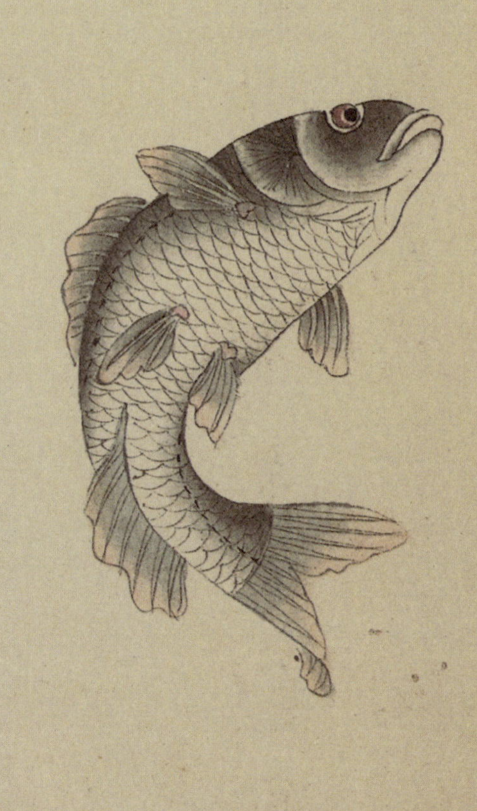

嘉魚味甘温無毒一云微毒食之令人肥健悦澤此乃乳穴中小魚常飲乳水所以益人味甚珎美力強於乳詩所謂南有嘉魚註言出於沔南之丙穴是也

烏賊魚

烏賊魚味鹹平主益氣強志通月經素問云主女子血枯

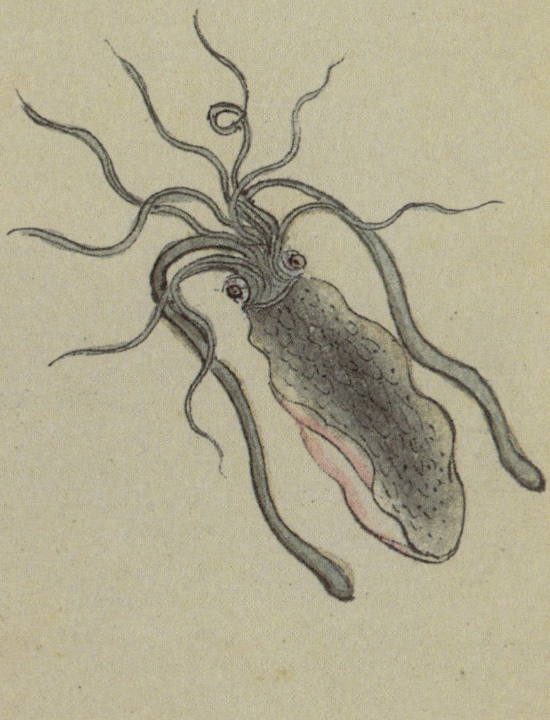

章舉魚

章舉魚一名石矩比烏賊魚差大味更珎好

◉黄頰魚

黄頰魚

黄頰魚味甘平無毒醒酒不益人一云能祛風

比目魚

鮰魚

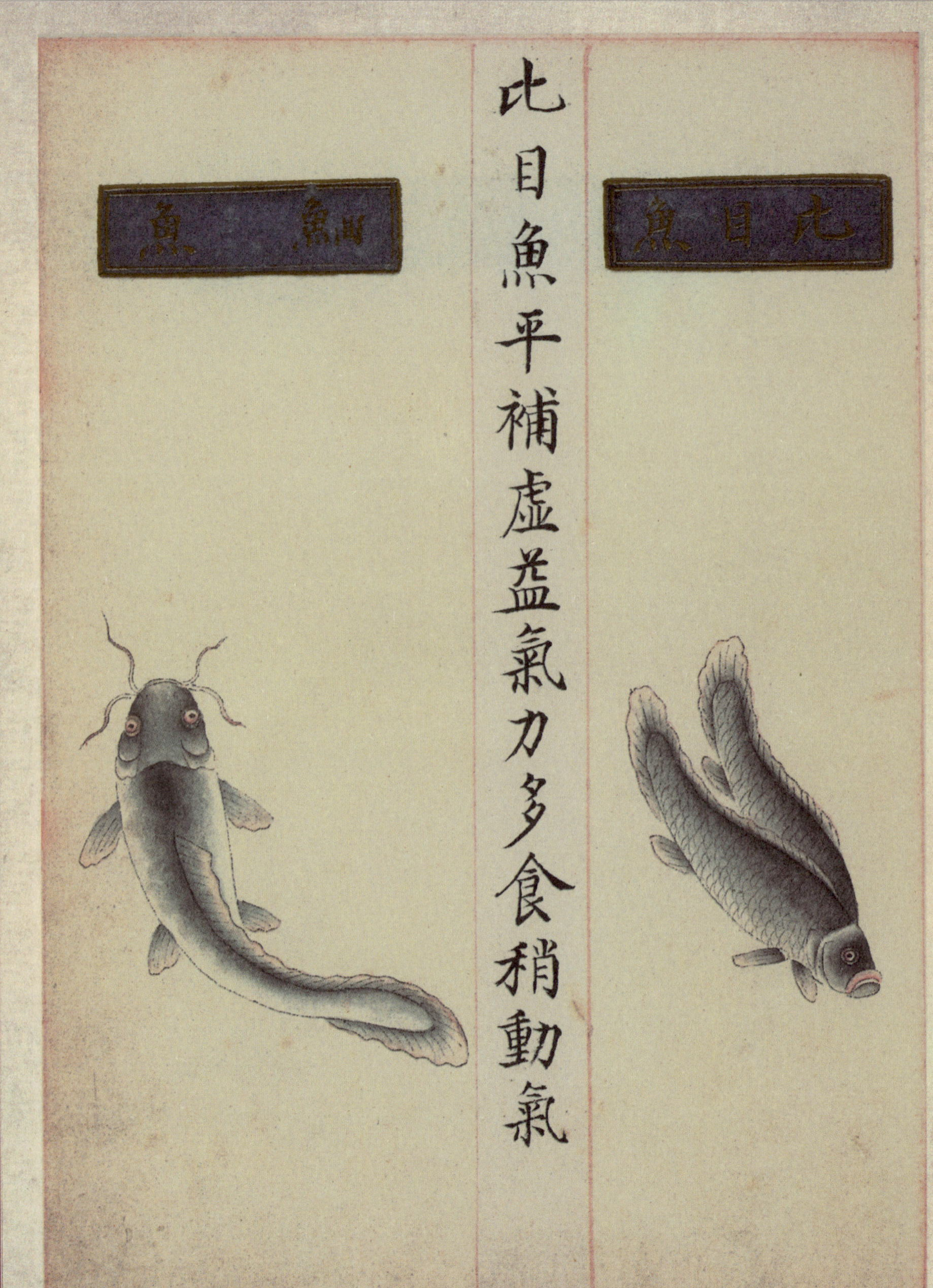

鮰魚味美鰾可作膠與鱁鮧魚白相似

邵陽魚

邵陽魚有毒主瘴瘧尾有刺人犯之至死

◉鮹魚

◉鱣魚

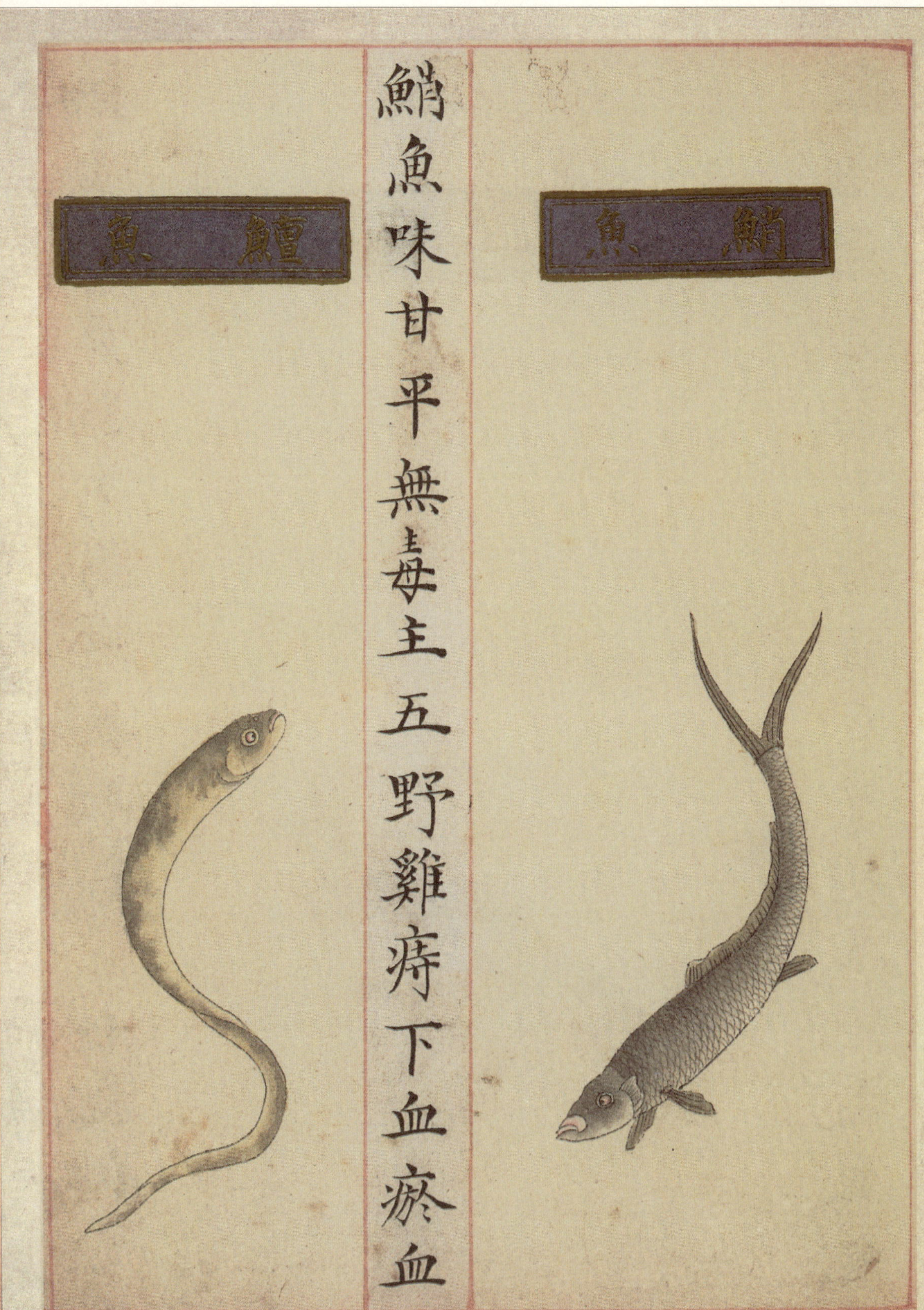

鮹魚
鮹魚味甘平無毒主五野雞痔下血瘀血
鱣魚

鱣魚無毒肝主惡瘡癬疥詩言鱣鮪發即

今之鰉魚也

鱵魚

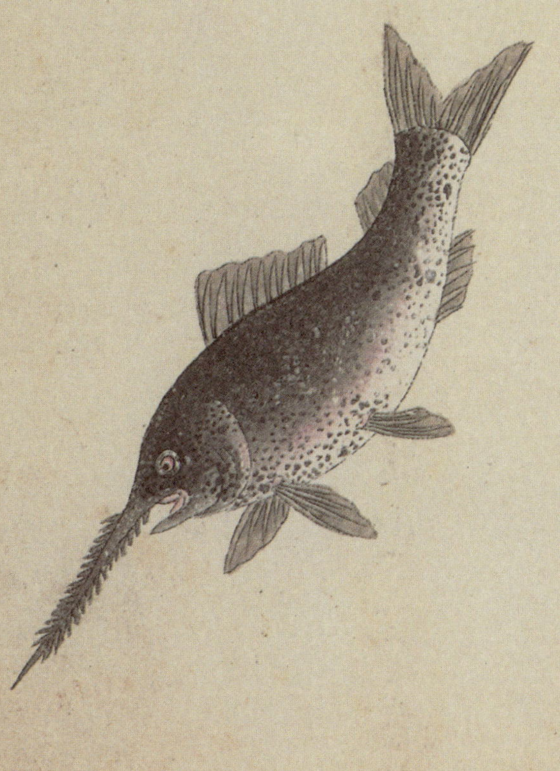

鱵魚平補五臟主蠱氣蠱痊與鮫同

◉鱟魚

◉鯖魚

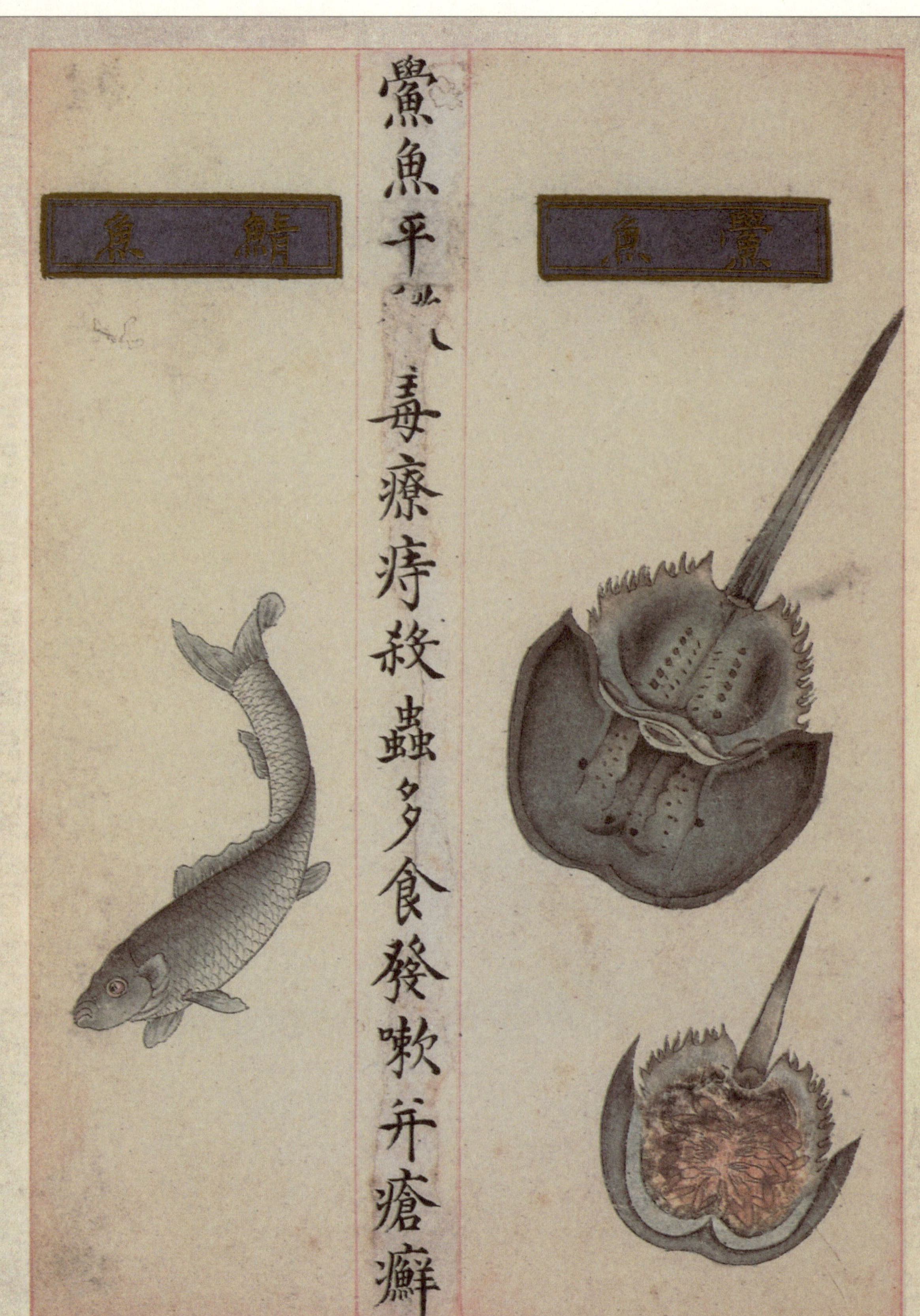

鱟魚
鱟魚平微毒療痔殺蟲多食發嗽并瘡癬
鯖魚

蠘蝤

鯖魚味甘平無毒肉主脚氣濕痺眼睛主能夜視頭中枕磨服主心腹痛膽主目暗幷塗惡瘡貫礬主喉痛立效

◉蝤蛑蟹

◉蟛蜞蟹

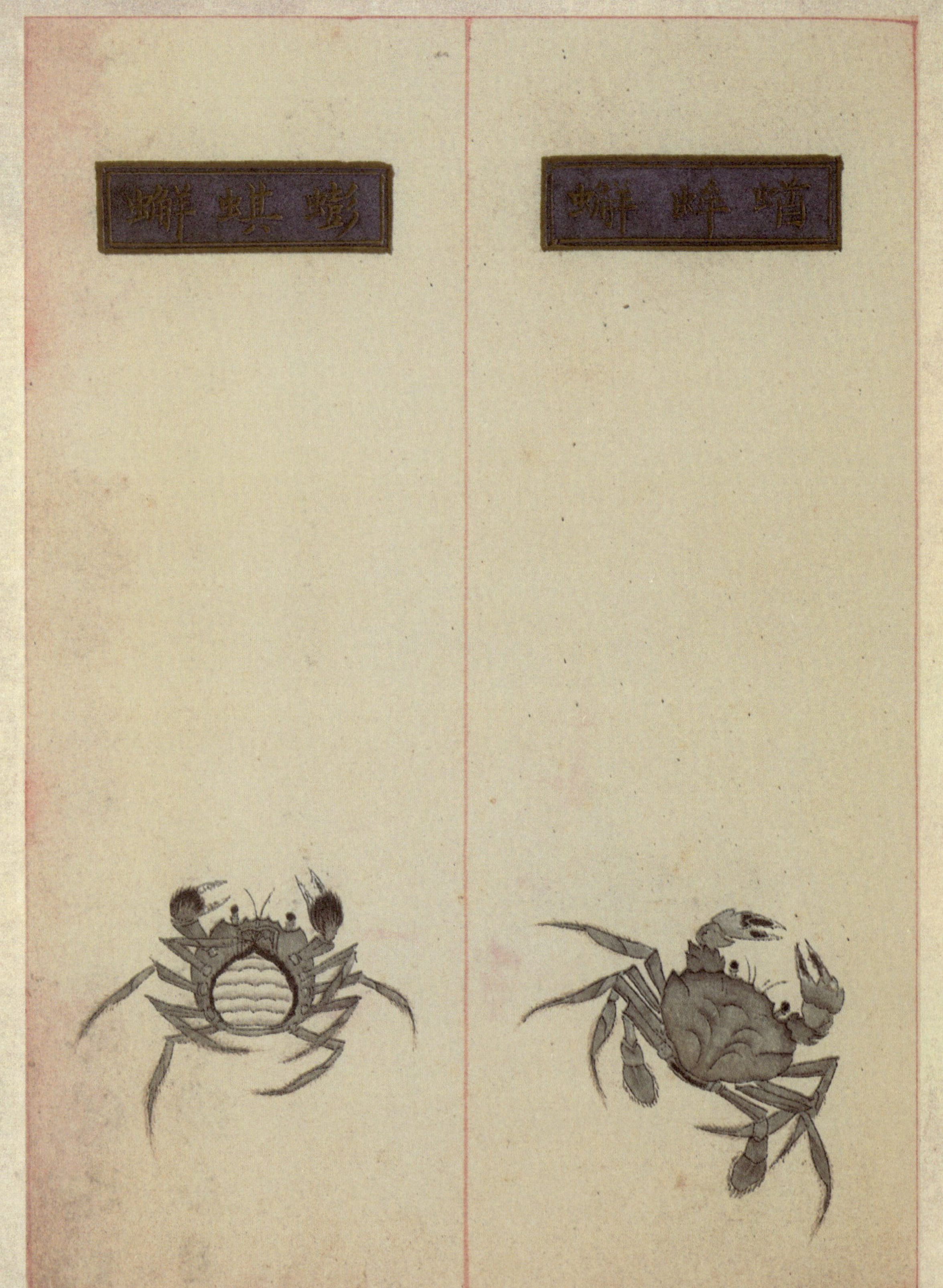

蟹類甚多螃蟹味甘寒有毒一云涼主胸中熱鮮結散血愈漆瘡養筋益氣理經脉乃食品之佳味最宜人須是八月一日蟹吃稻芒後方可食霜後更佳已前

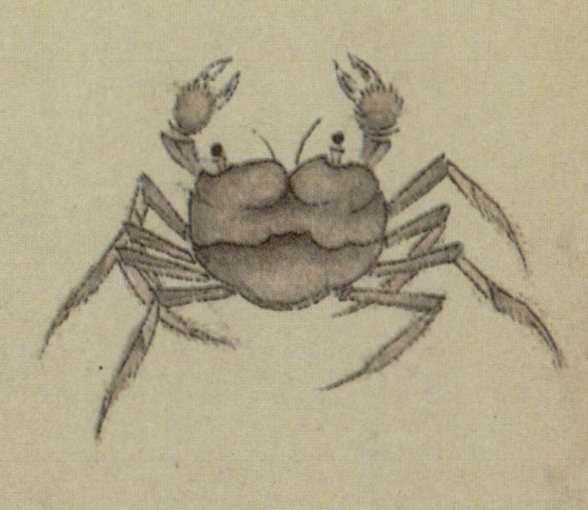

食之有毒獨螯獨目兩目相向者皆有
大毒不可食有風疾人并孕婦不可食
藕蒜汁冬瓜汁紫蘇俱解蟹毒蠘蟹殼
潤多黃其螯無毛最銳食之行風氣蝤
蛑蟹圓而大性冷無毒鮮熱氣小兒瘡
氣蟛蜞蟹小毒食之令人吐痢與蟛〻
蟹同擁劍蟹一大螯待鬪一小螯供食
餘者皆有毒不可食誤中者急以黑豆

汁鮮之其黃能化漆為水脚中髓并殼中黃蟞為末內金瘡中能續斷筋爪主墮胎破宿血產後血悶酒及煮湯煎服良

鼊

鼈味甘主補陰調中益氣去熱氣血熱濕
痺腹中癥熱婦人帶下羸瘦然性冷久
食損人妊娠不可食忌莧菜又頭足不
縮獨目目陷腹下系 有卜字五字王
字等形者俱有大毒不可食誤中者以
黄芪吳藍煎湯解之甲味鹹平無毒主
心腹癥瘕堅積寒熱去痞息肉陰蝕痔
惡肉消瘡腫療温瘧勞瘦骨熱小兒脇

堅婦人漏下五色弱瘦墮胎頭燒灰主小兒諸疾脫肛血可塗之丈夫陰頭癰取甲一枚燒灰和雞卵白傅之產難食灰立出

車螯冷無毒解酒毒酒渴消渴不可多食

蚶

蚶味甘温無一主心腹冷氣腰春冷風利五臟益血温中起陽消食健脾令人能食

◉蟶

◉淡菜

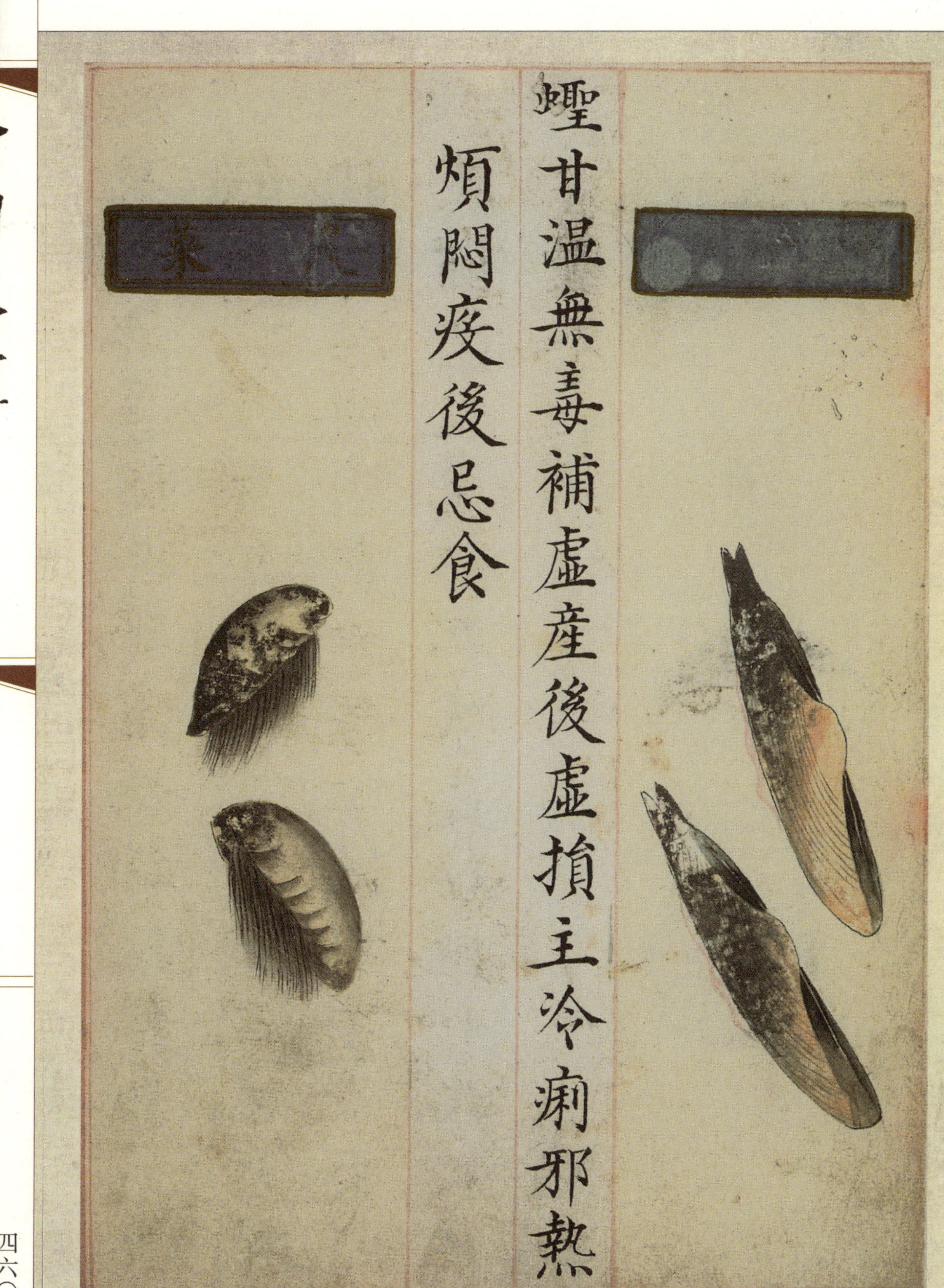

蟶甘温無毒補虚產後虚損主冷痢邪熱
煩悶疫後忌食

◉蛤蜊

蛤蜊

淡菜温無毒補五臟虛損勞理腰脚氣益陽事消食除腹中冷消痃癖潤毛髮產後血結冷痛崩中帶下漏下男子久痢並宜食之煑以五味更妙雖形壯不典甚益人

蛤蜊性冷無毒丹溪云濕中有火止消渴開胃解酒毒主老癖能為寒熱者及婦人血塊煮食之此物雖冷然與丹石相反食之令腹結痛湯火傷殼燒灰油調搽神效

蜆

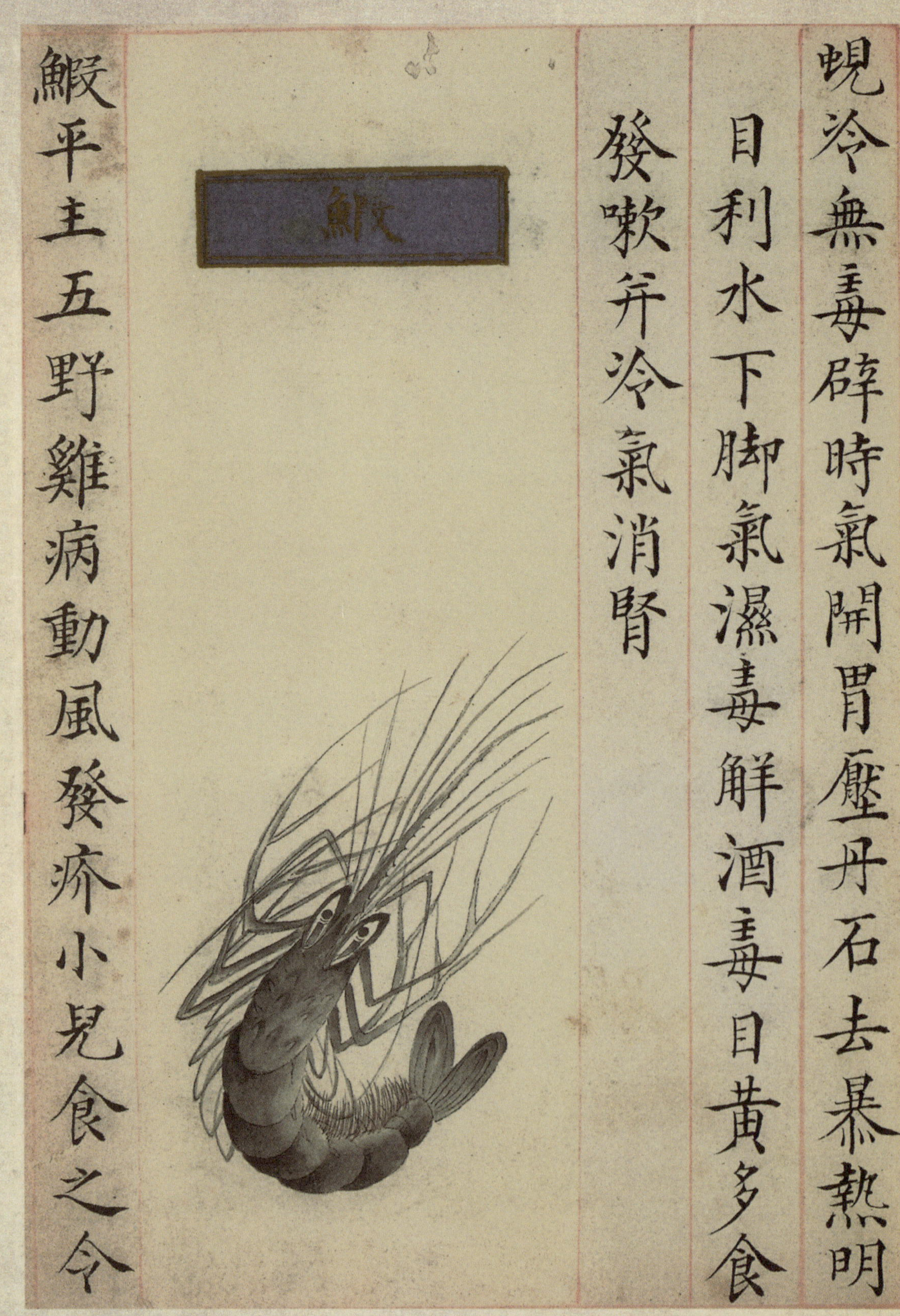

蜆冷無毒辟時氣開胃壓丹石去暴熱明目利水下脚氣濕毒鮮酒毒目黃多食發嗽并冷氣消腎

鰕

鰕平主五野雞病動風發瘡小兒食之令

脚屈不能行生水田溝渠中小者有小毒海鰕長一尺作鮓毒人至死

石決明

石決明味鹹平寒無毒主目醫痛青盲久服益精輕身

◉馬刀

◉田螺

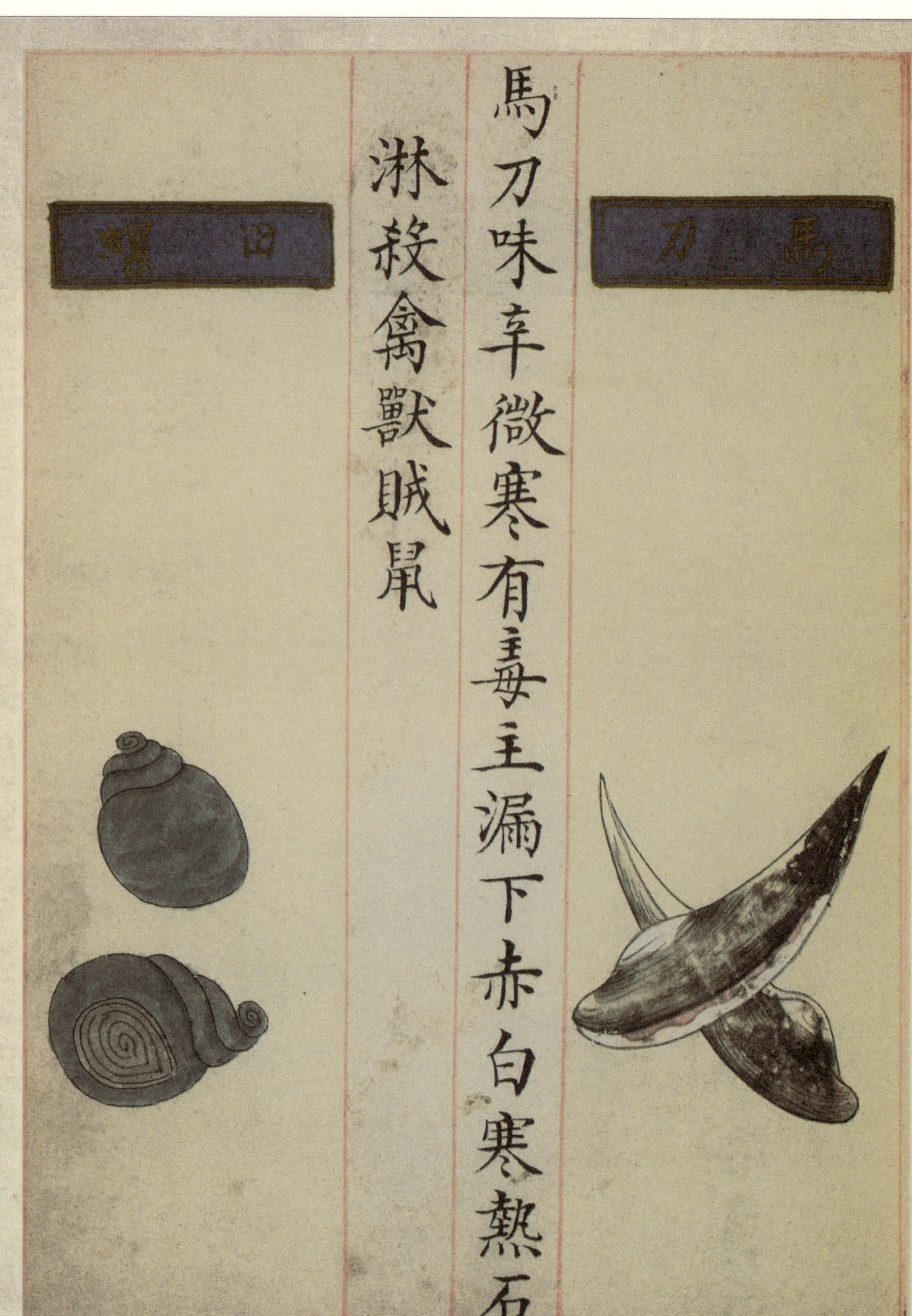

馬刀

馬刀味辛微寒有毒主漏下赤白寒熱石淋殺禽獸賊鼠

田螺

◉黄螺螄

◉海螺

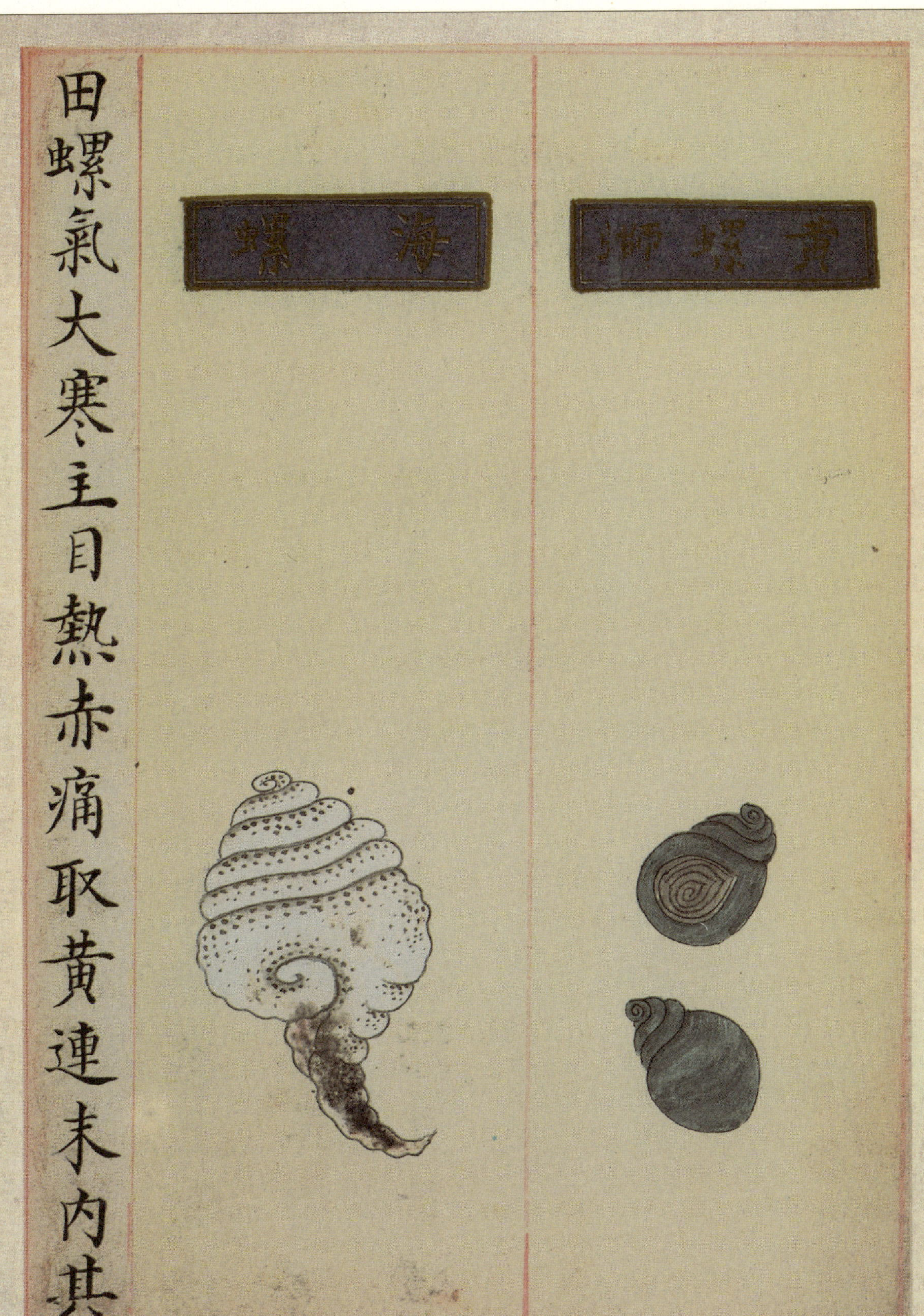
黄螺螄
海螺
田螺氣大寒主目熱赤痛取黃連末內其

◉牡蠣

中汁出用以注目生浸取汁飲之治消渴又利大小便腹中結熱脚氣上衝脚手浮腫鮮酒過多喉舌生瘡碎其肉傅熱瘡爛殼燒末主反胃煮汁治急黃螺螄用海螺治目痛

牡蠣

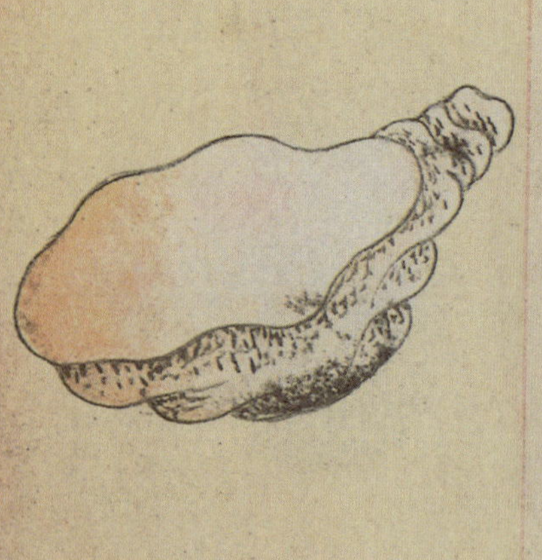

牡蠣味鹹氣平微寒無毒入足少陰經主
傷寒寒熱溫瘧洒洒驚恚怒氣除拘緩
瘰癧癰腫喉痺鼠瘻女子帶下赤白心
脇氣結痛除老血軟積痞鹹能軟堅也
澁大小腸止大小便療鬼交洩精久服
強骨節殺邪鬼延年和杜仲服止盜汗
和麻黃祖蛇床子乾薑為粉去陰汗引
以柴胡能去脇硬引以茶清能消結核

引以大黃能除胶腫地黃為之使能血精收澁止小便本督經藥也

蚌

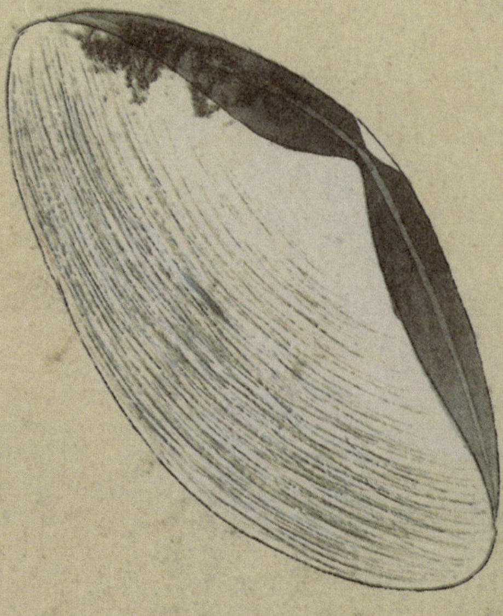

蚌性冷無毒主婦人虛勞下血并痔瘻血崩帶下止消渴除煩熱壓丹石毒以黃

連末內之取汁点赤暗眼良爛殼飲下治反胃痰飲又蚌粉治痏止痢醋調傅癰腫

龜

龜肉味鹹甘平一云酸温食之令人身輕

不饑益氣資智令人能食釀酒主風脚
軟弱并脱肛溺主耳聾又療久嗽斷瘧
甲止漏下赤白破癥瘕痎瘧五痔陰蝕
酒癱癱緩四肢重弱小兒顖不合頭瘡
難燥女子陰瘡心腹痛腰背酸疼骨中
寒熱傷寒勞復或肌體寒熱欲死大有
補陰之功力猛兼去瘀血續筋骨治勞
倦蓋龜乃陰中至陰之物禀北方之氣

江豚

而生故能補陰血虧補心並痺

江豚味鹹無毒肉主飛尸蠱毒瘴瘧肪摩

惡瘡與海豚同

◉鼃

◉哈蚧

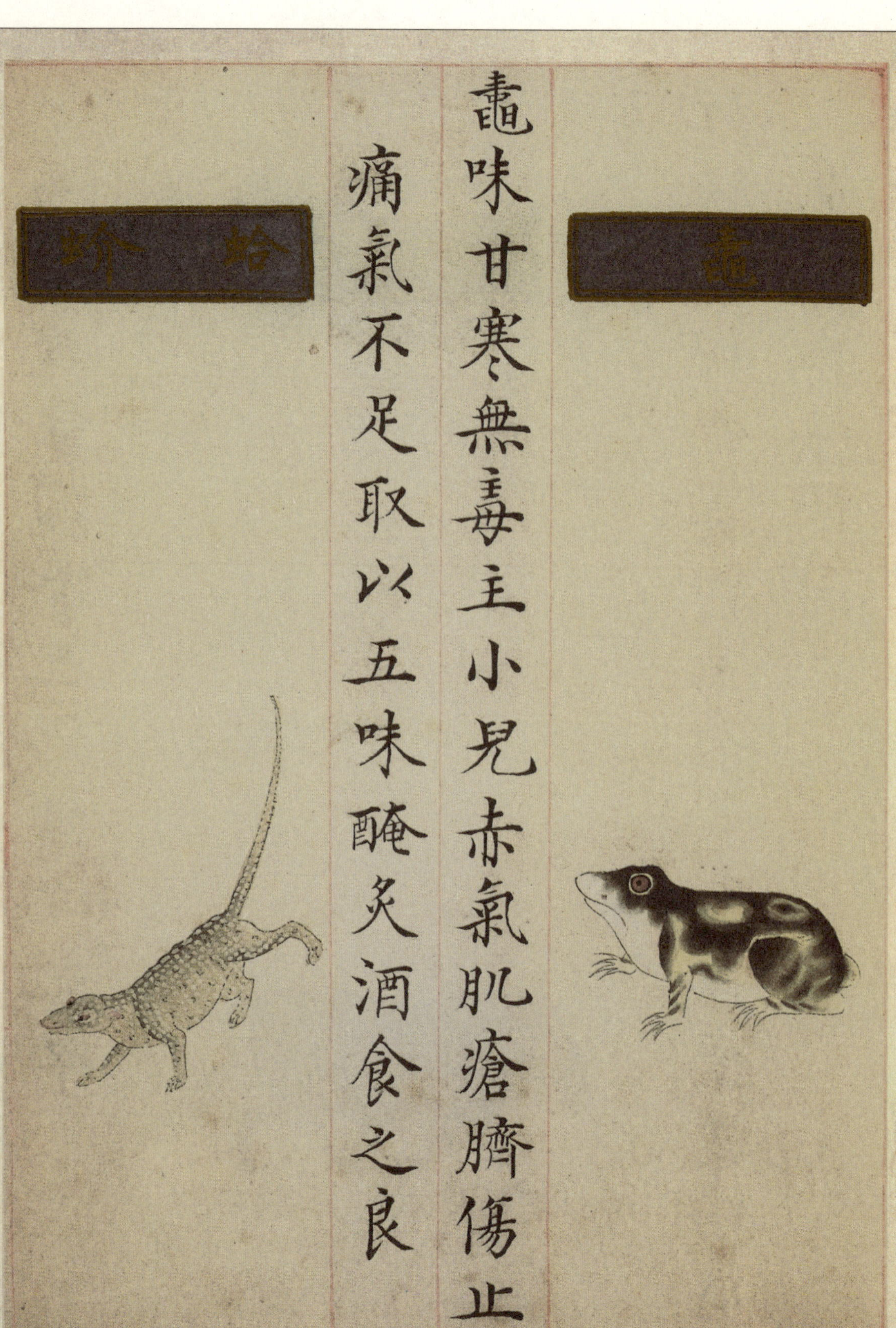

鼃味甘寒無毒主小兒赤氣肌瘡臍傷止痛氣不足取以五味醃炙酒食之良

蛤蚧鹹平小毒主久肺勞傳尸殺鬼邪療嗽下淋通水道

水母

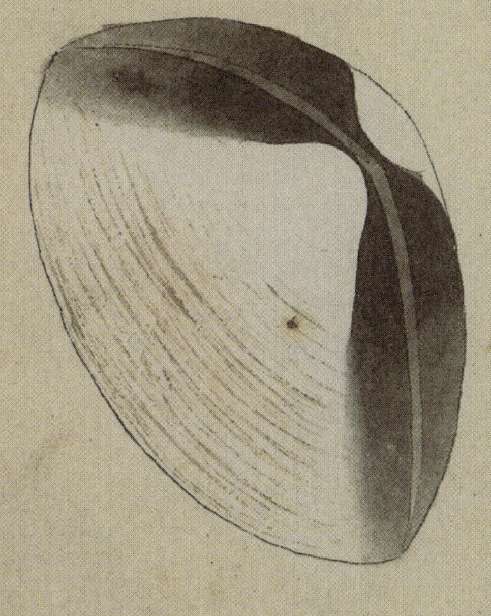

水母味鹹無毒主生氣婦人勞損血帶小兒風疾丹毒

◉鮫鯉甲

◉貝子

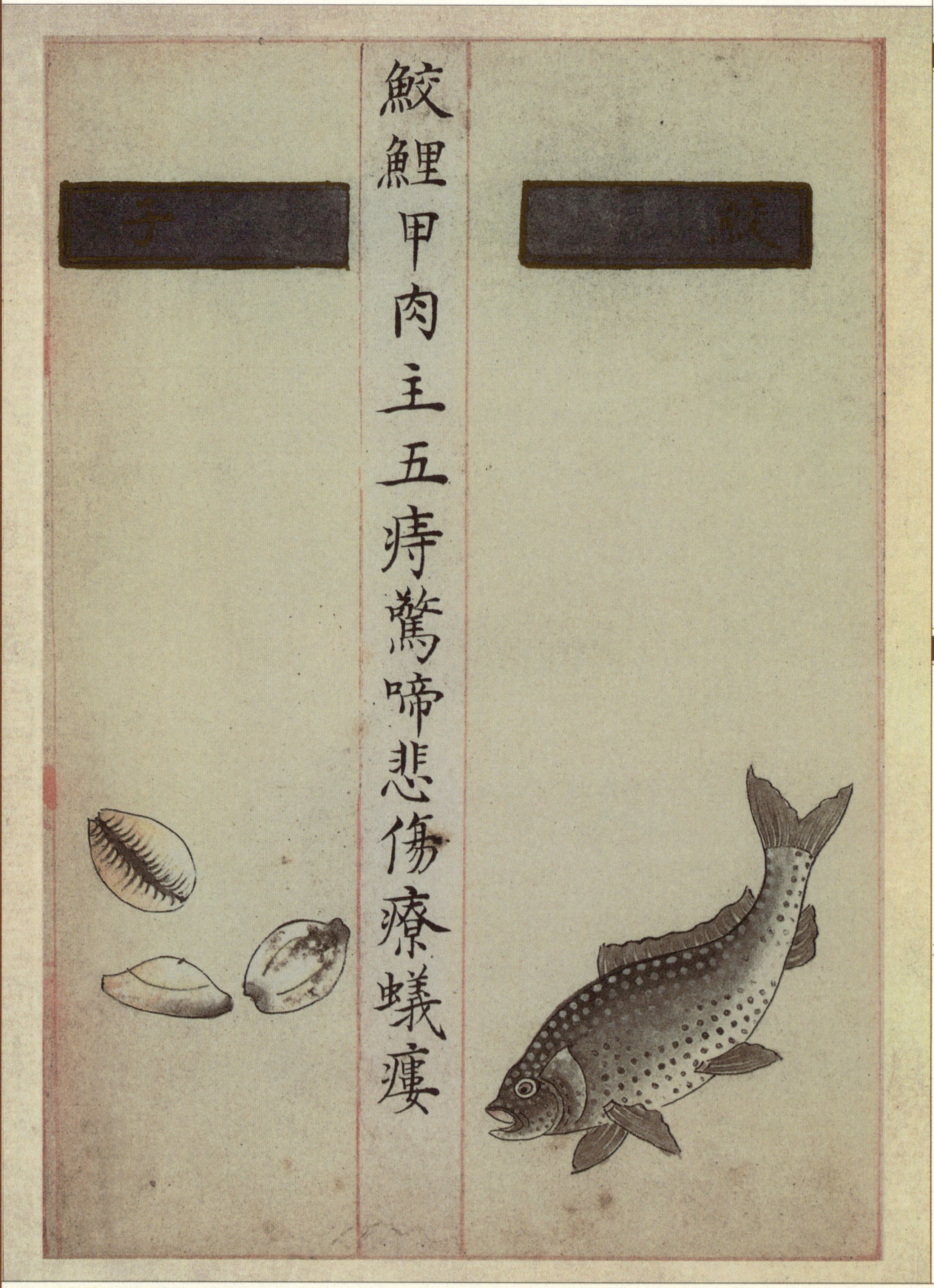

鮫鯉甲肉主五痔驚啼悲傷療蟻瘻

貝

貝子鹹平有毒主目翳鬼疰蠱毒腹痛下血五癃利水道除寒熱温疰解肌散結熱一種紫貝圓大明目去熱毒

◉龜

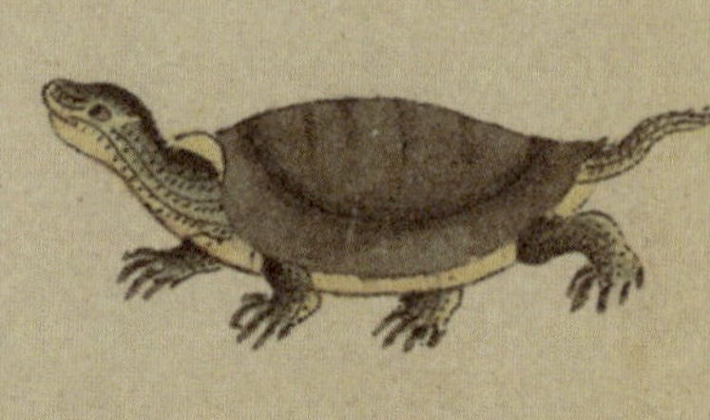

龜肉補虛味似鼉肉主少氣吸吸足不立地甲俱入藥

◉瑇瑁

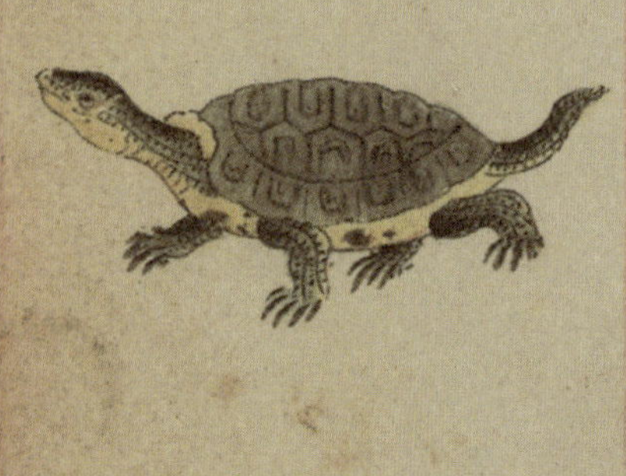

瑇瑁寒無毒主解百藥毒血可生飲

海蛤味苦鹹平無毒主欬逆上氣喘息煩滿胸膈寒熱療陰痿與文蛤魁蛤用稍同

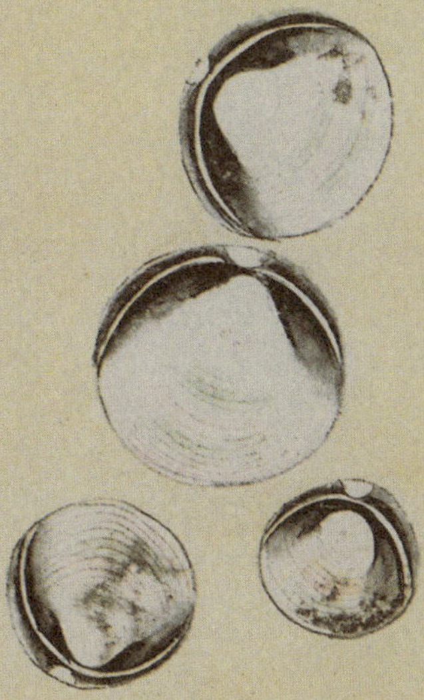

蝦蟆辛寒有毒主邪氣破癥堅血癰腫陰瘡服之不患熱病肪可合玉子科斗周胡桃肉皮和為泥染髭髮不變

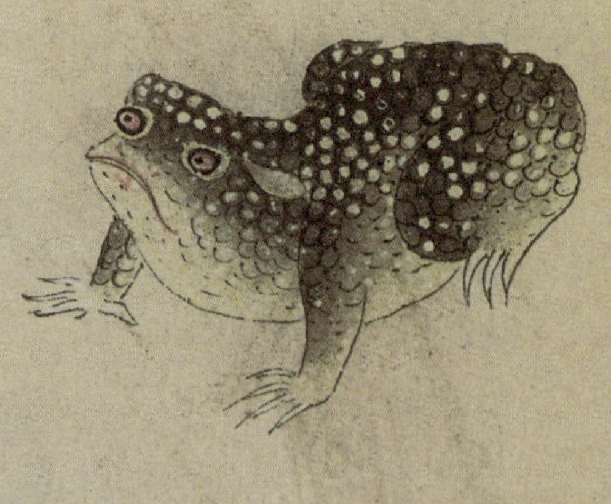

魚膾

魚膾乃諸魚所作之膾味甘温補去冷氣濕痺除喉中氣結心下酸水腹中伏梁冷痃結癖疝氣補腰脚起陽道鯽魚膾主腸澼水穀不調下痢小兒大人丹毒

風痃鯉魚膾主冷氣塊結在心腹並宜蒜虀食之以菰菜為羹謂之金羹玉膾開胃口利大小腸以蔓菁煑去腥凡物腦能消毒所以食膾必魚頭羹也近夜食不消馬鞭草汁能消之飲水令成蟲病起食之令胃弱不宜同乳酪食令霍亂又云不可同蒜食予昔寓蒼梧婦人患吞酸諸藥不效一日食魚膾遂

愈蓋以辛辣有刼病之功也凡膾若魚本佳者膾亦佳

魚鮓諸魚所作之鮓不益脾胃皆發瘡疥鯉魚鮓忌青豆赤豆鯖魚鮓忌胡荽羊肉

鮓中有鰕者蜜瓶盛者不可食
右諸魚有毒目有睫目能開合二目
不同逆腮全腮無腮腦中白連珠連
鱗白鬐腹下丹字形狀異常者並殺
人海產皆發霍多食令吐痢凡中毒
以生蘆根馬鞭草取汁大豆陳皮大
黃煑汁並觧之素問曰魚熱中丹溪
曰魚在水無一息之停食之動火孟

子曰舍魚而取熊掌良有以也食者
節焉

味類

盐

鹽味鹹氣寒無毒主殺鬼蠱邪疰毒氣下

◉酱

部疊瘡吐胸中痰澼止心腹卒痛堅齒
止齒縫出血中蚯蚓毒化湯中洗沃之
又用接藥入腎利小便明目止風淚多
食傷肺喜欬又令人失色膚黑走血損筋
病嗽及水者宜禁之一種戎鹽其用稍同

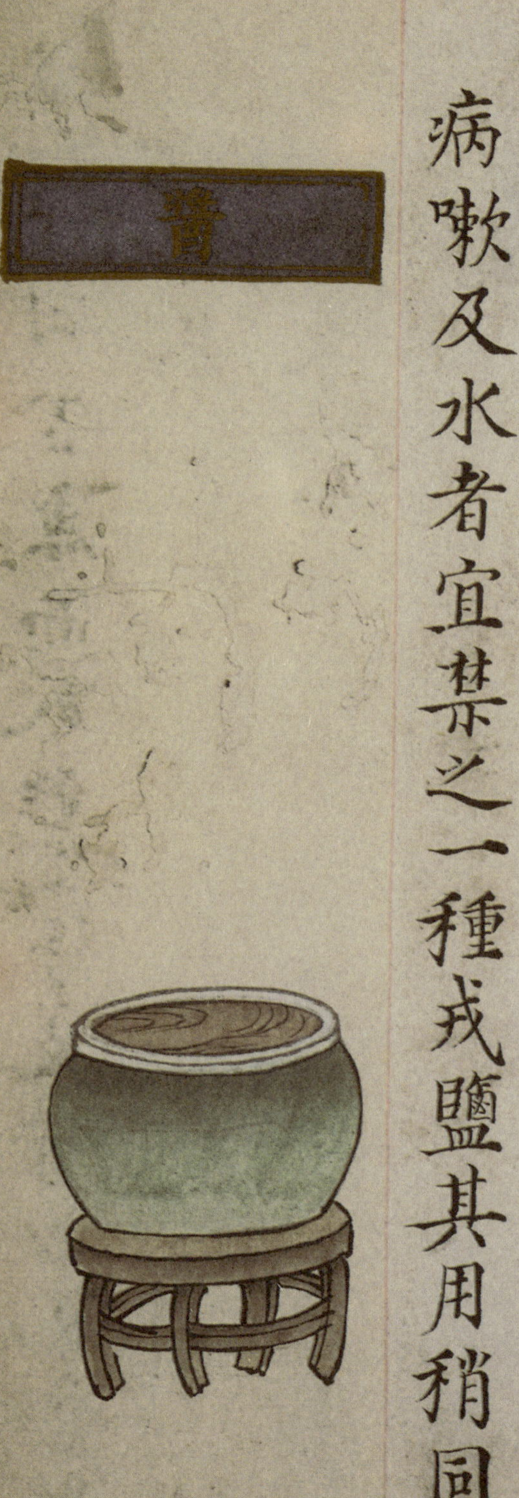

將味酸鹹氣汁剥陰熱止煩滿殺百藥魚
肉菜蕈及湯火蛇蟲等毒純豆者佳豆
麫合作又純麫者俱不及麫醬亦無毒
但不能殺諸毒又有榆仁醬亦辛美利
大小便不宜多食蕪荑醬大美殺三蟲
雖少臭亦辛好多食落髮肉醬魚醬呼
為醢聖人不得即不食意欲以五味和五
臟此亦養生之一端也豈專務窮口

腹者执

胡椒

胡椒生南海諸國向陰者澄茄向陽者胡椒也味辛大温無毒下氣温中去寒痰消宿食霍亂氣逆心腹卒痛冷氣上衝

吞三七粒皆可愈 一切魚肉鼈蕈毒
不宜多服損肺

蜀椒

蜀椒一名巴椒一名蓎藙武都巴郡生山谷間者佳八月採實陰乾大熱有毒除

六腑冷氣治傷寒温瘧大風汗不出心
腹留飲宿食腸澼下痢洩精女子字乳
餘疾散風邪瘕結水腫黃疸鬼疰殺癆
蟲諸魚蟲毒久服之頭不白輕身延年
開腠理通血脉堅齒髮耐寒可作膏藥
暑多食令人乏氣閉口者能殺人椒目
味苦寒無毒主水腹脹滿利小便

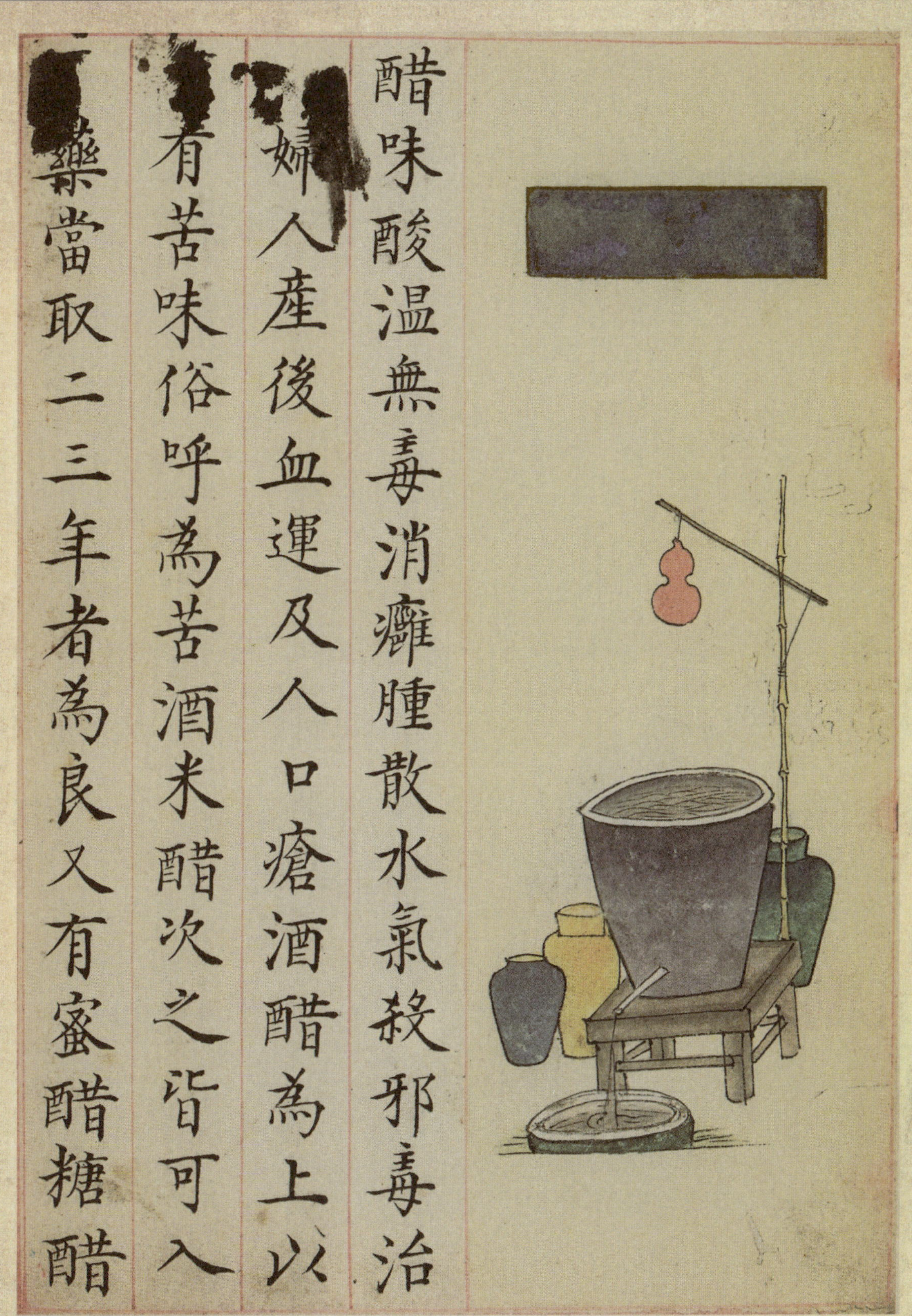

醋味酸温無毒消癰腫散水氣殺邪毒治[illegible]婦人產後血運及人口瘡酒醋為上以[illegible]有苦味俗呼為苦酒米醋次之皆可入[illegible]藥當取二三年者為良又有蜜醋糖醋

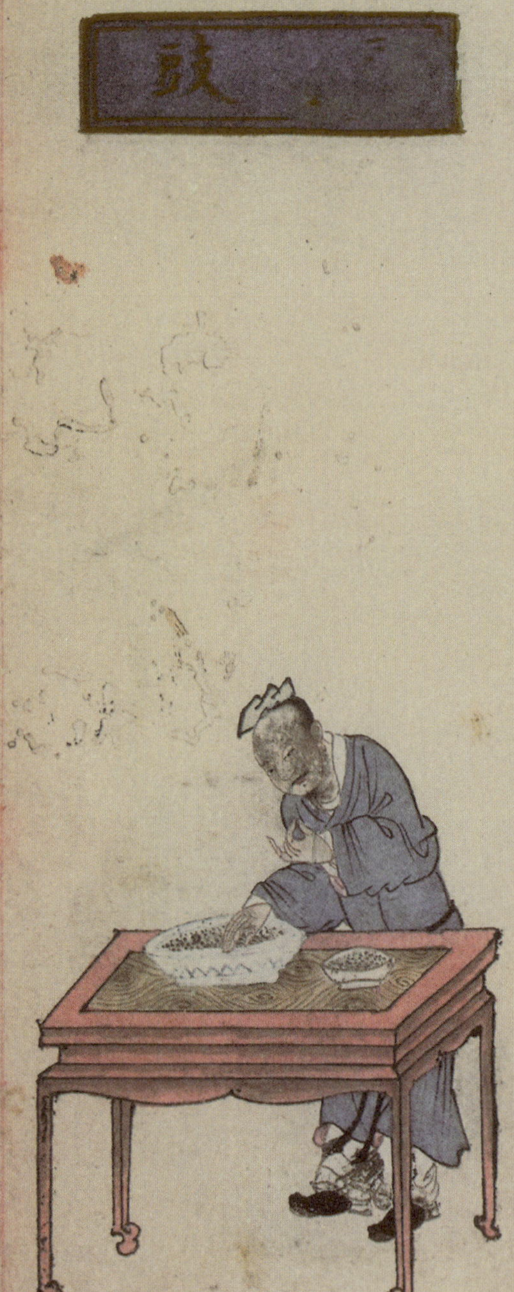

◉豆豉

豉

麥醋麴醋桃醋葡萄大棗蘡薁等雜果及糠糟諸物會意皆可為醋亦極酸烈止可噉之不可入藥大抵醋不可多食積久成病凡氣痛而食之愈是大禍也

豆豉味苦寒無毒主傷寒頭痛瘴氣惡毒煩悶虛勞喘吸瘧疾骨蒸去心中懊憹發汗殺六畜毒及中毒藥蠱氣各處所造不一蒲州尤佳

蜜

蜜味甘平無毒微温主心腹邪氣安五臟
益氣補中止痛解毒除衆疾和百藥養
脾氣明耳目除心腹煩飲食不下腸澼肌
痛口瘡有出崖石上者樹木上者土中
者人養者皆随地土人事所出不同諸
家辯論未的要之當以花為主山野之
中花色良毒甚雜蜂必採其糞穢方得
成蜜其間必有制伏之妙不得而知故

夏冬為上秋次之春則易變而酸閩廣
蜜極熱以其龍荔草果檳榔花類熱多
雪霜亦少故也川蜜温西南之蜜則凉
矣色白味甜汁濃而砂所以入藥忌葱
萵苣丹溪云蜜喜入脾食多之害必生
於脾東南地卑濕稟氣薄土生火宜也

◉芥辣

去惡血潤肺和脾胃魚骨鯁喉中及誤吞錢鏍服之出中滿不宜用嘔吐家忌之仲景謂嘔家不可用健中湯以甘故也糯與粟米作者佳餘不堪用多食發脾風丹溪云大發濕中之熱

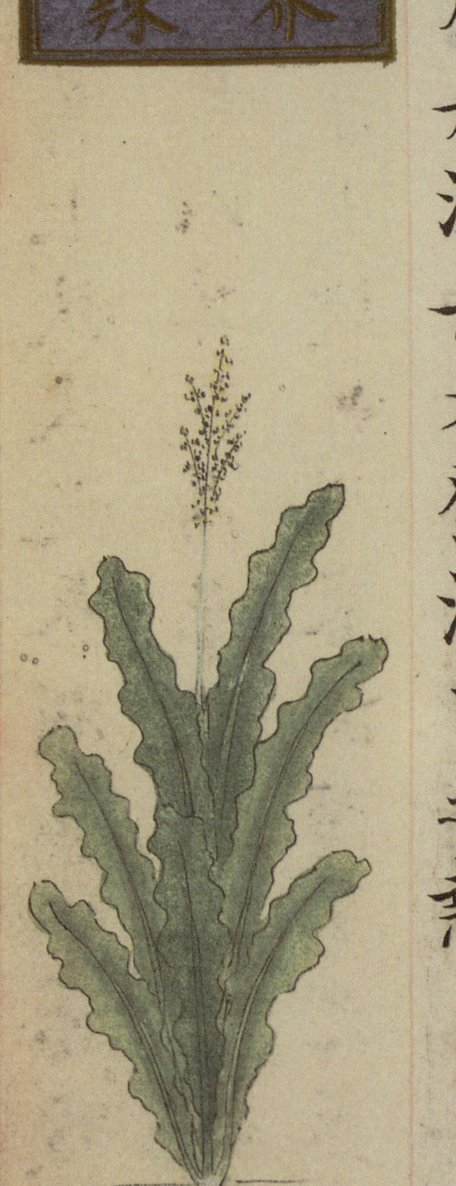

芥辣芥菜子研之作醬香辛通五臟歸鼻眼又可藏冬瓜

茴香

茴香味辛平無毒主破一切臭氣開胃下氣止嘔吐霍亂調中止痛主脚氣膀胱

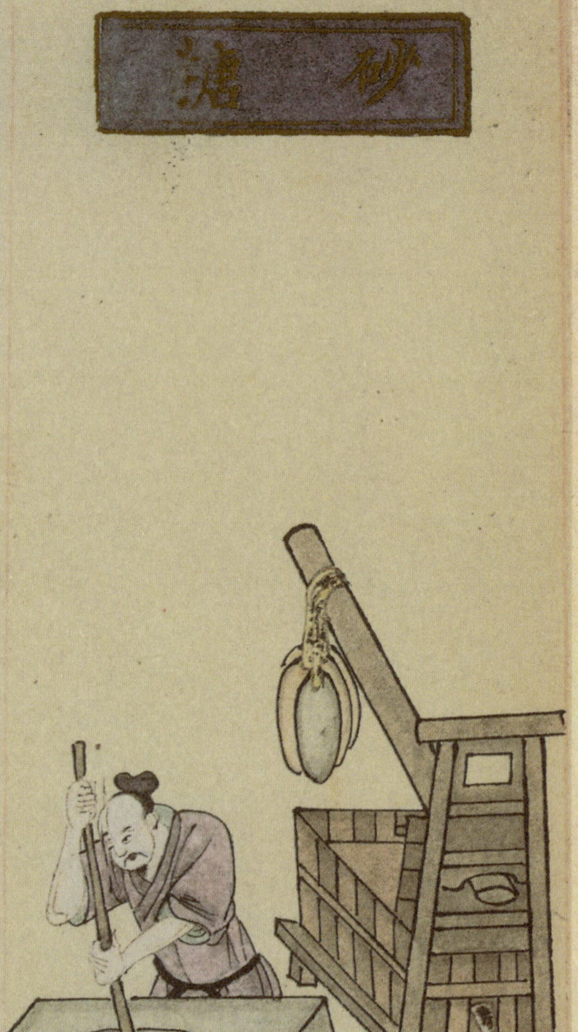

砂糖

砂糖味甘寒無毒性冷利主心肺大腸熱和中助脾殺蠱鮮酒毒多食損齒發疳心痛生蟲消肌小兒尤忌同鯽魚食成疳蟲同筍食筍不化成癥同葵菜食生

流澼丹溪云砂糖甘屬土生濕濕生胃
中之火所以損齒也

飴糖味甘溫無毒入足太陰經有紫色濕
軟者有白色枯硬者主補虛乏止渴消

冷氣腫痛或連陰髀引入小腹不可忍
腎勞㿗疝及惡毒腫痛

蒔蘿辛温殺魚肉毒健脾腹冷食不消霍
逆腎氣小兒脹

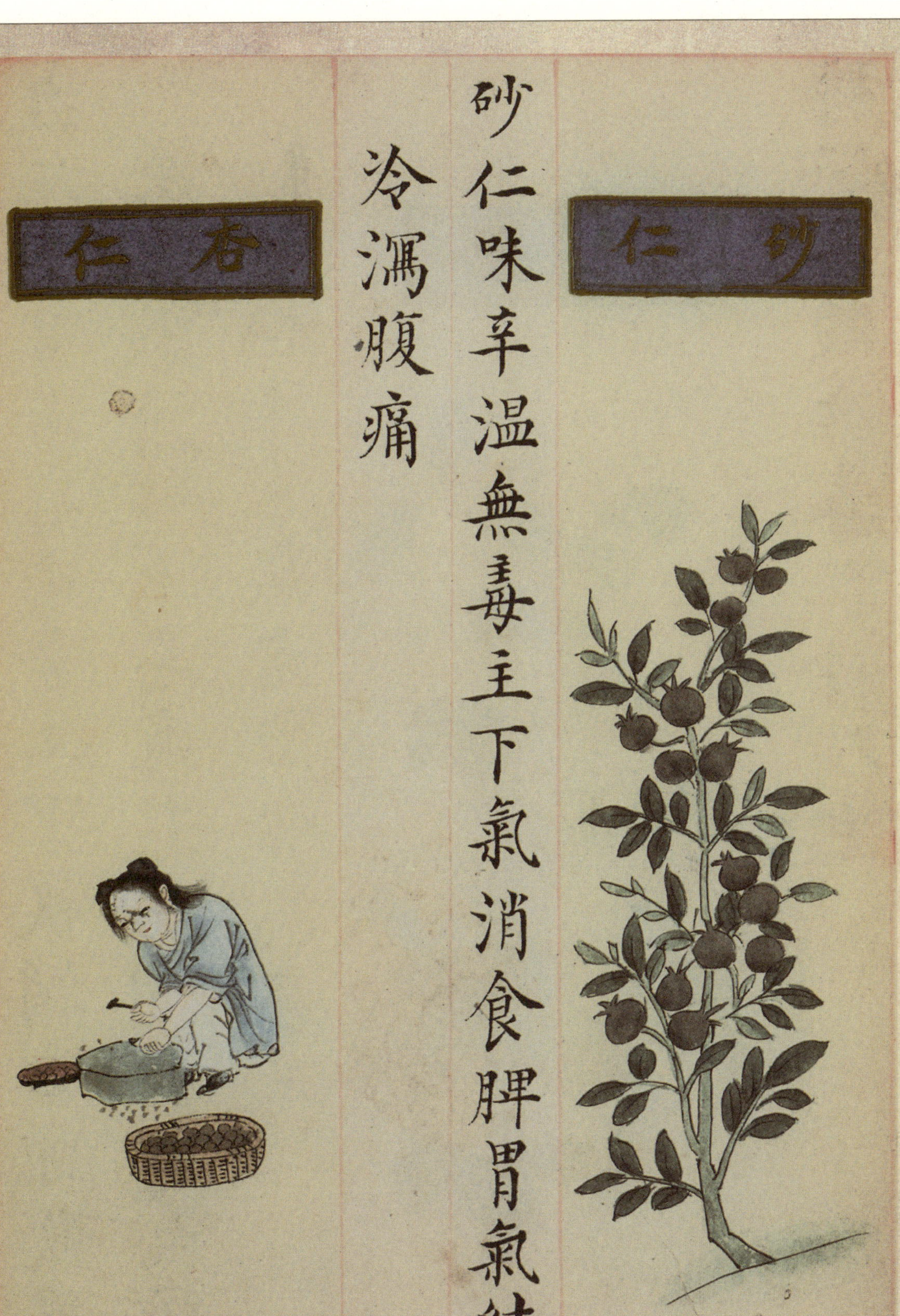
砂仁
砂仁味辛温無毒主下氣消食脾胃氣結冷瀉腹痛
杏仁

杏仁味甘苦有小毒主下氣潤心肺散風寒咳嗽消心下急痛散結潤燥通大腸秘雙仁半生熟者勿食忌粟米

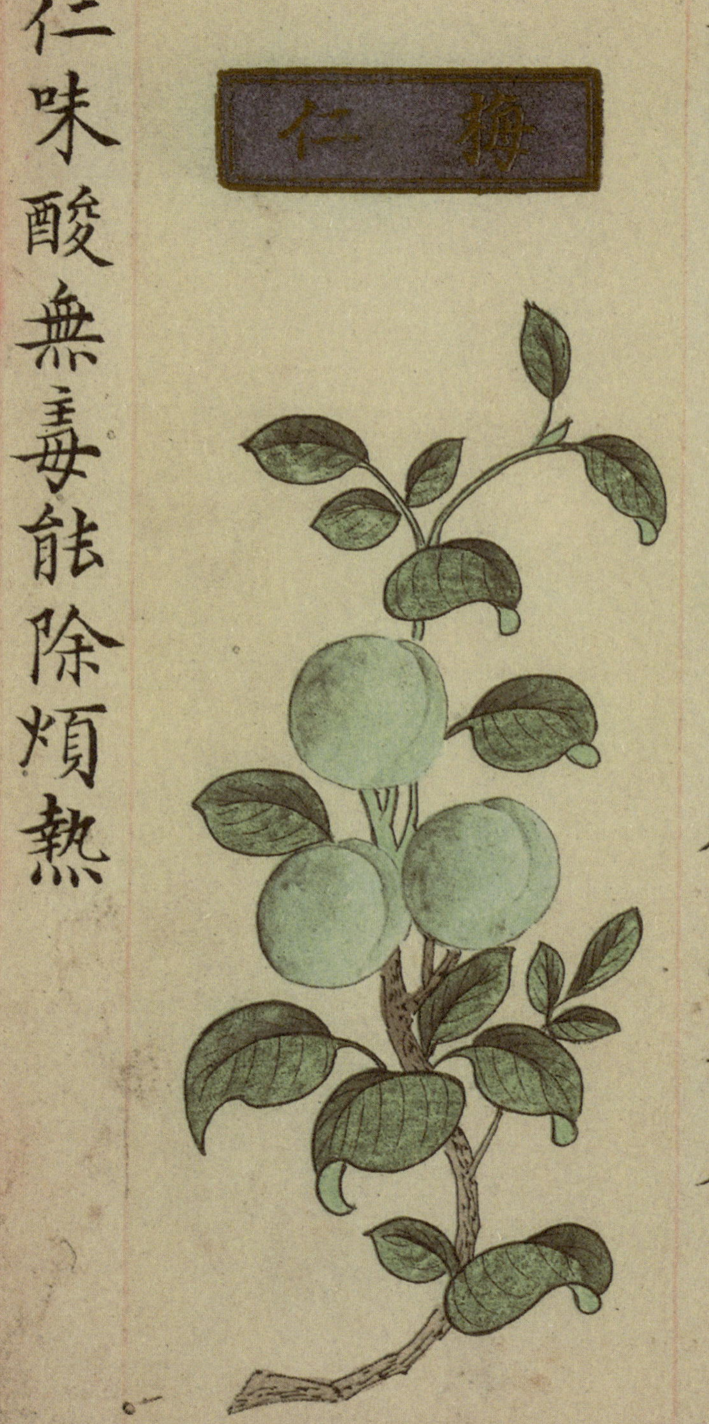

梅仁味酸無毒能除煩熱

香油冷無毒發冷疾滑骨髓發臟腑渴困
脾下三焦熱毒氣通大小腸殺五黃及

蛔心痛并一切蟲生則冷熱則熱治飲食物須逐日熬熱用之經宿則動氣有齒牙脾胃疾者不可食丹溪曰香油須炒芝麻取之人食之美不致病若又煎煉食之與火無異予以芝麻大寒炒而取油其性仍冷復經煎煉固熱矣未必至於無異於火丹溪救時之弊其憂深言切如此

◉清水白麯

◉廣西蛇酒

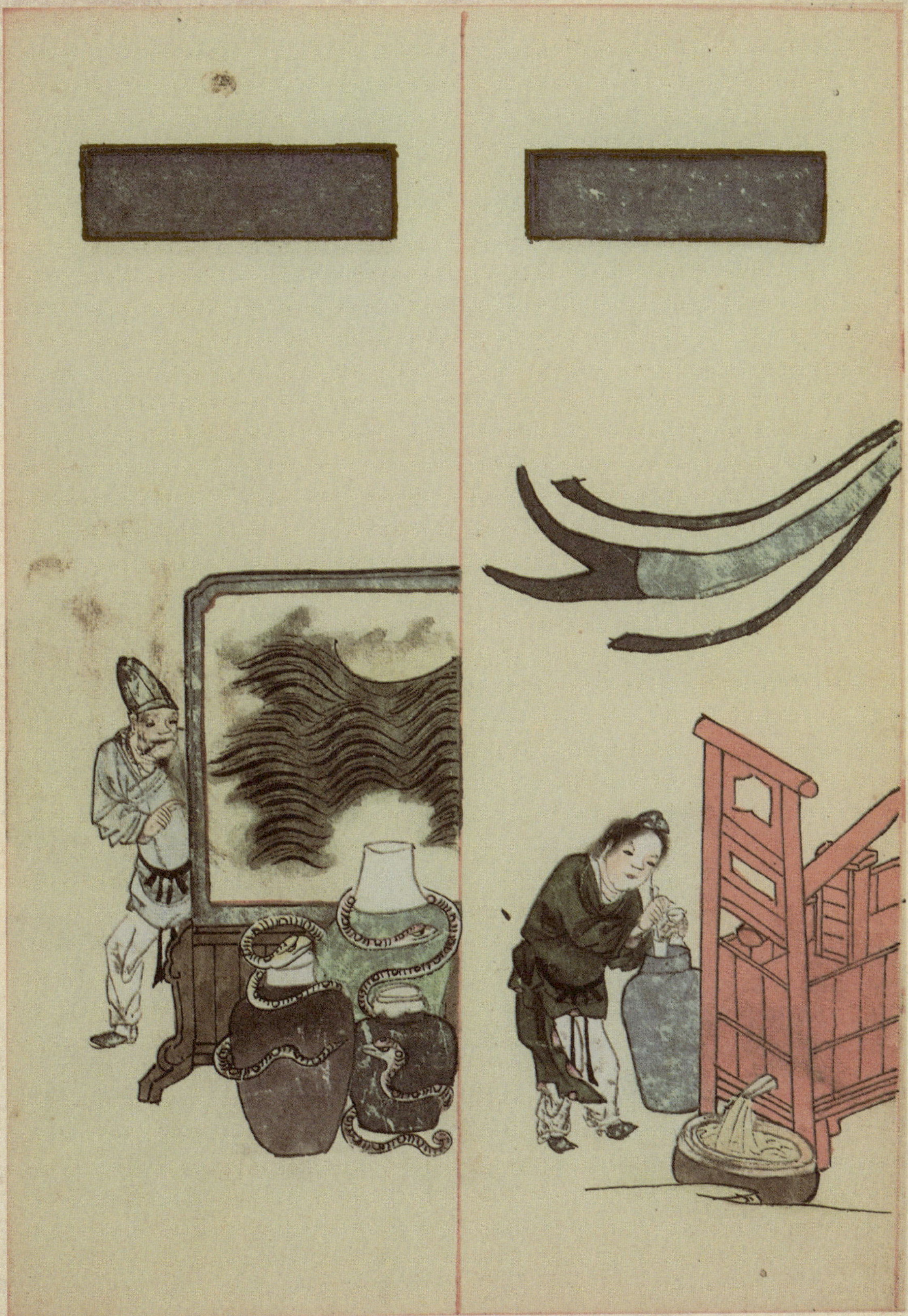

◉江西麻姑酒

◉淮安菉豆酒

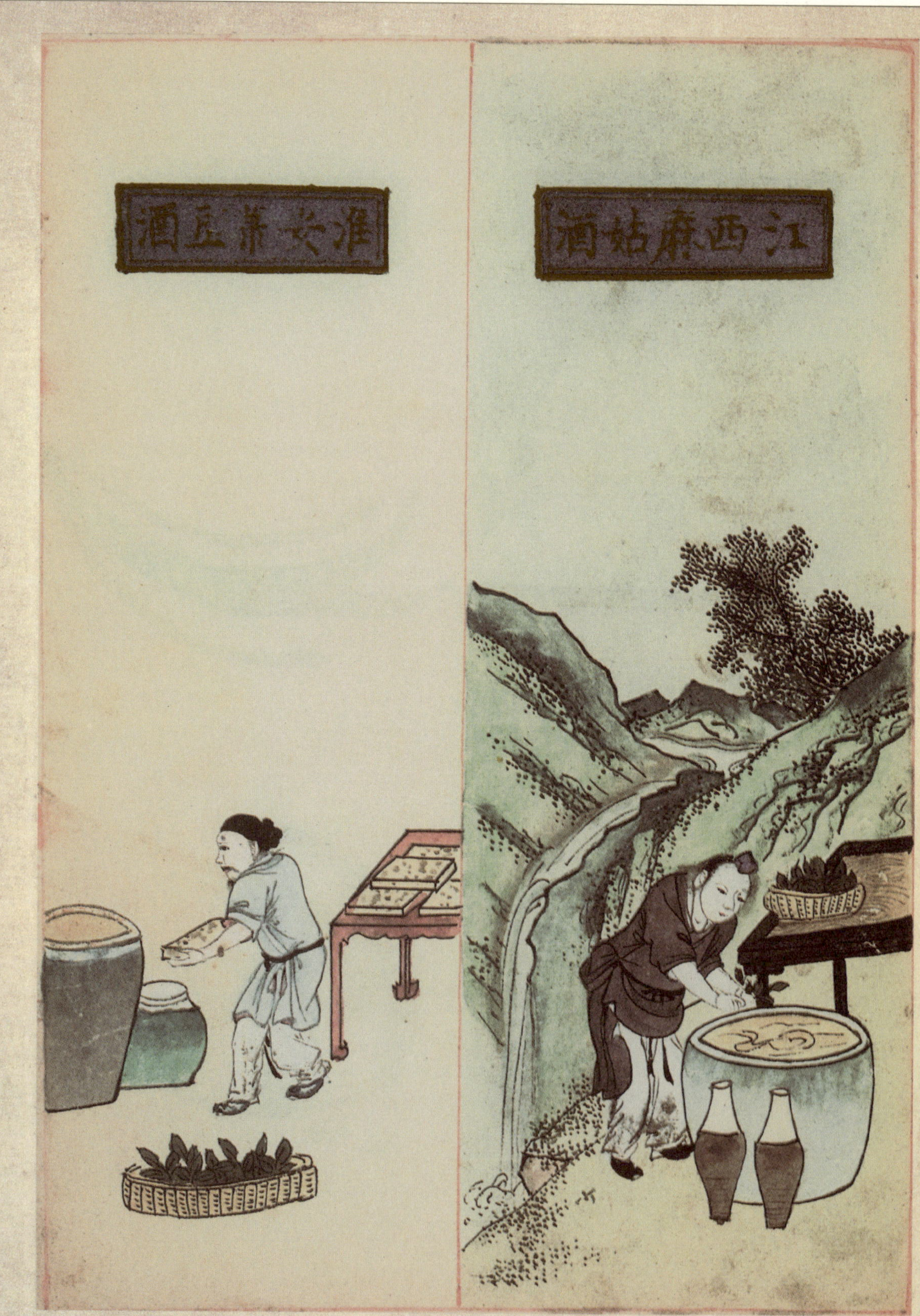

◉南京瓶酒

◉山東秋露白

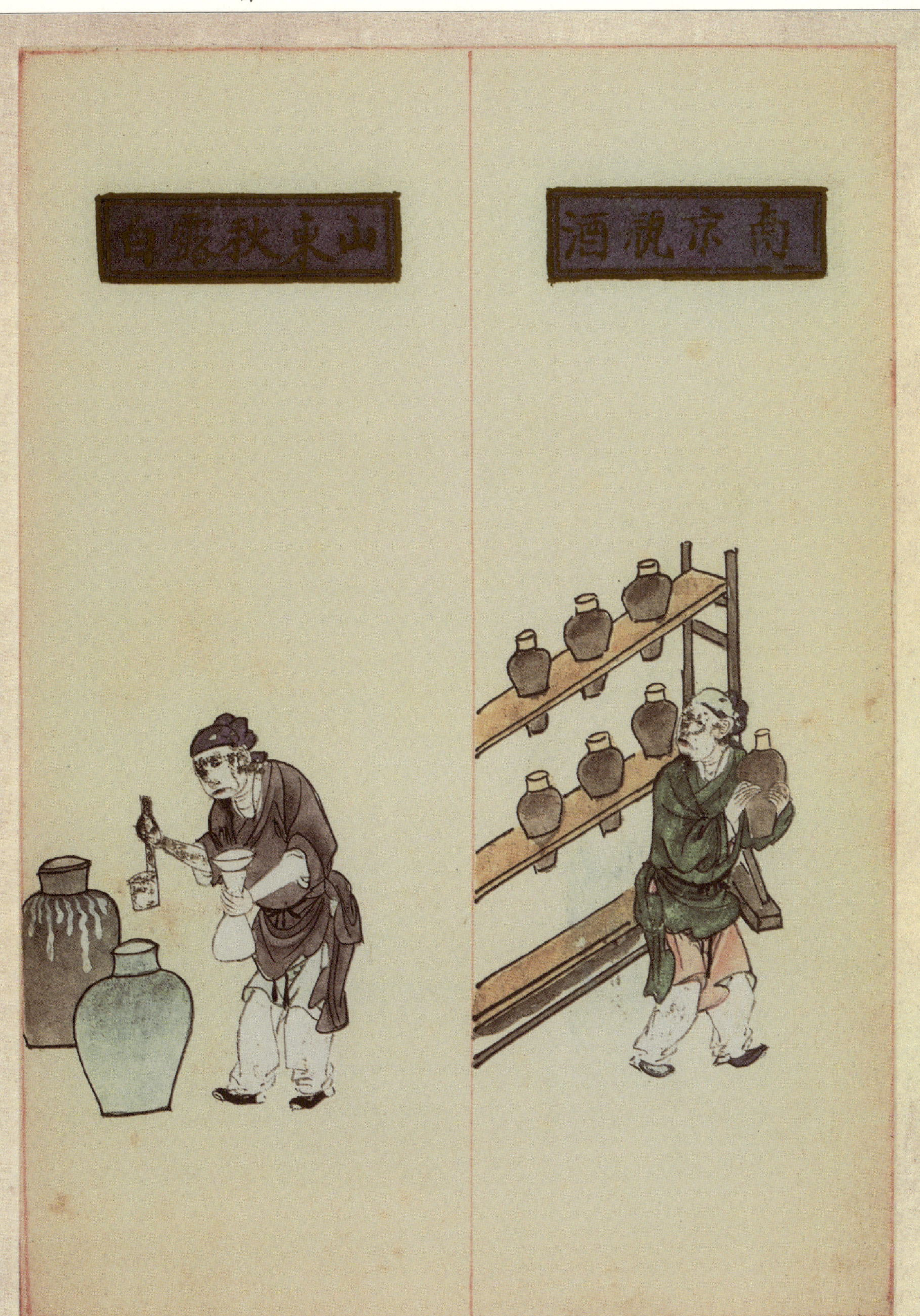

◉蘇州小瓶酒

◉東陽酒

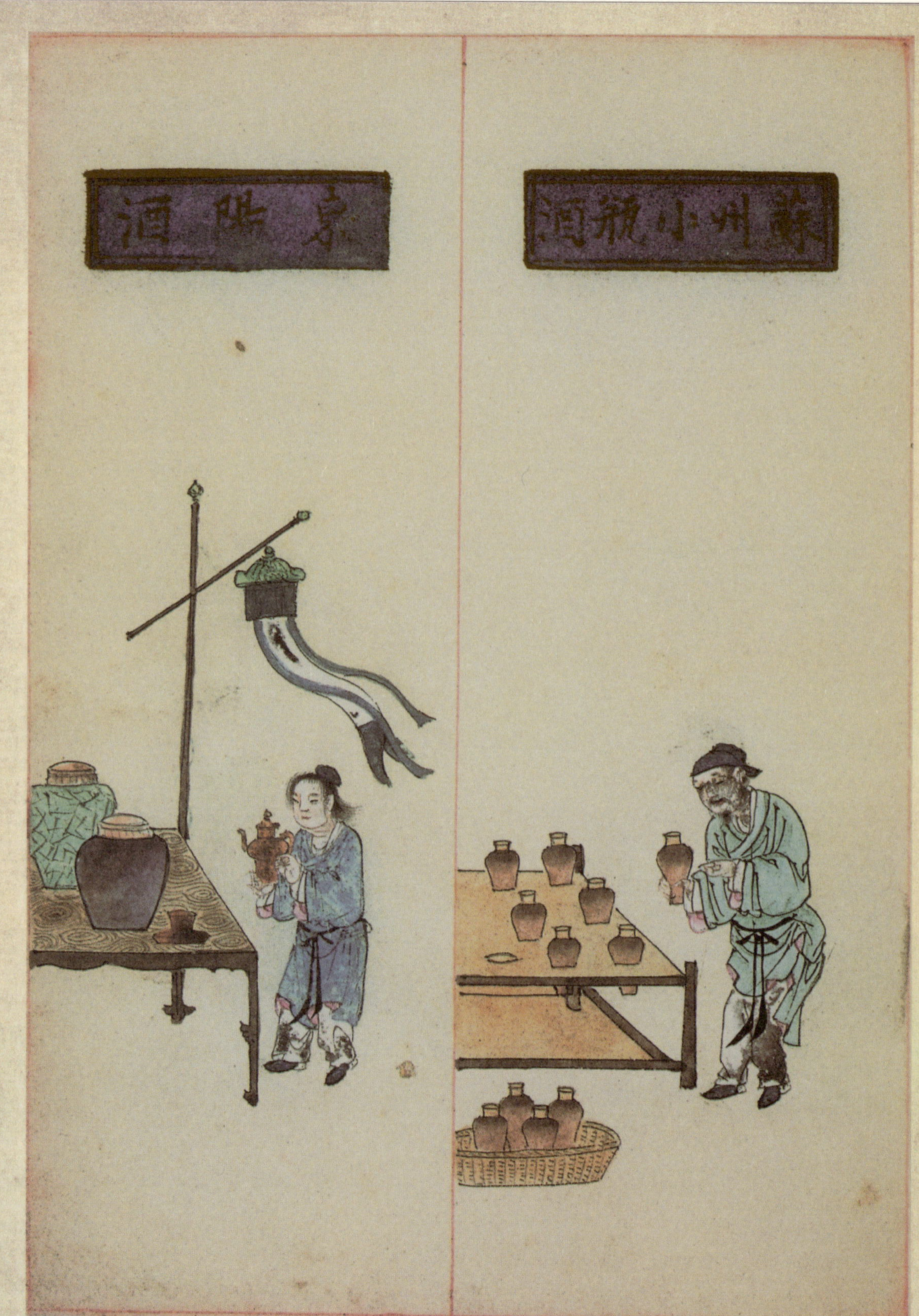

◉红麯酒

◉暹羅酒

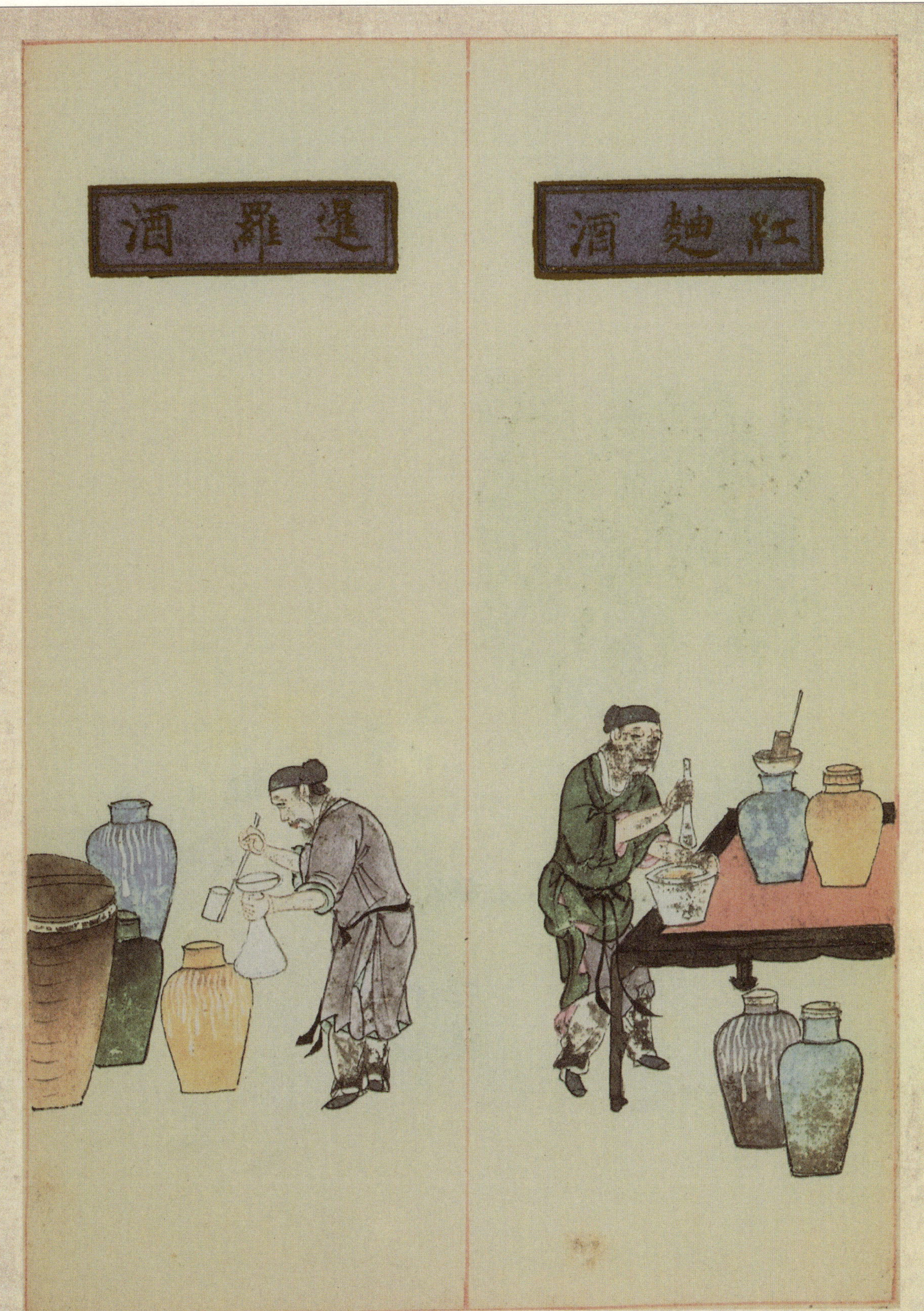

◉葡萄酒

◉菊花酒

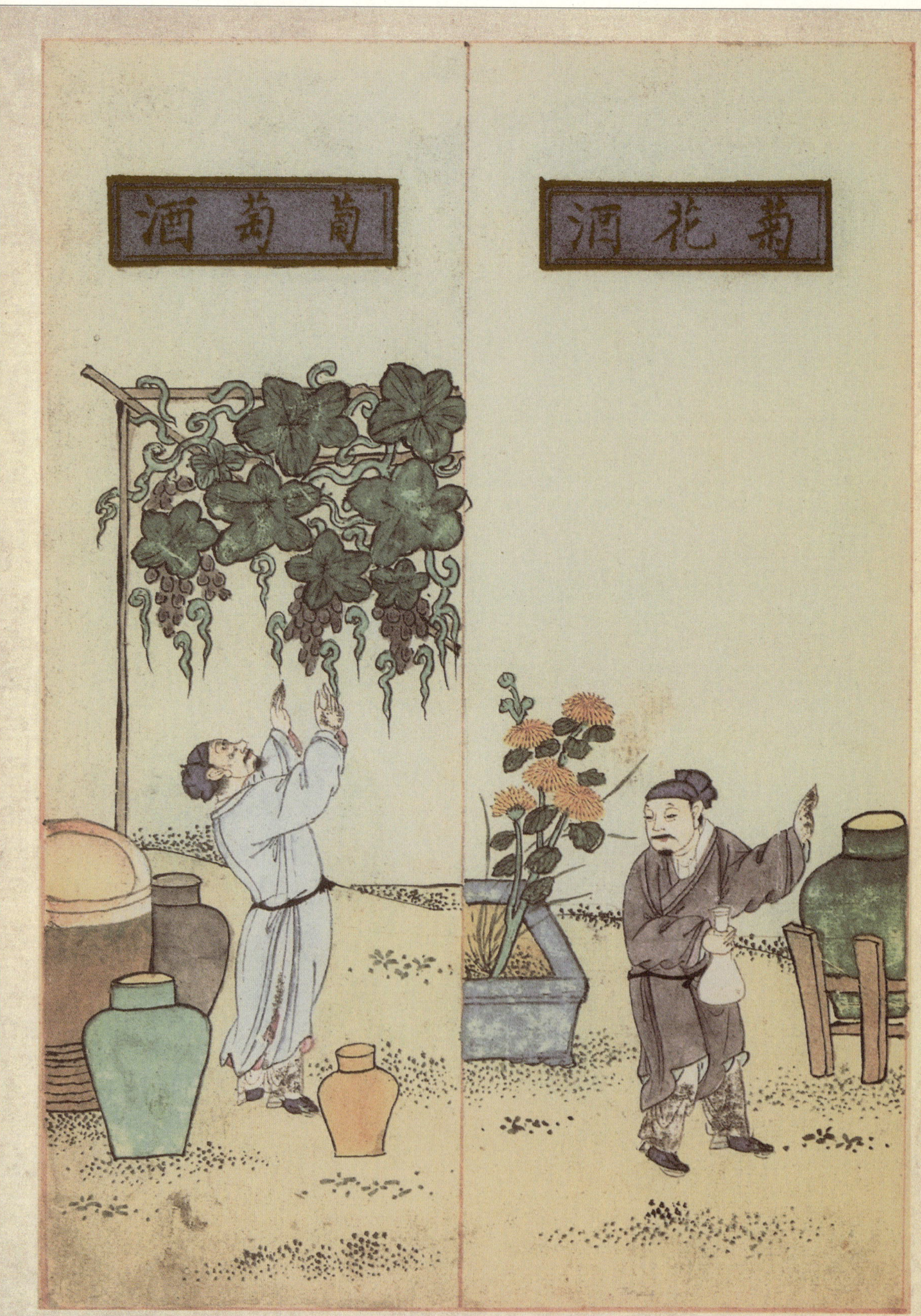

◉桑椹酒

◉枸杞酒

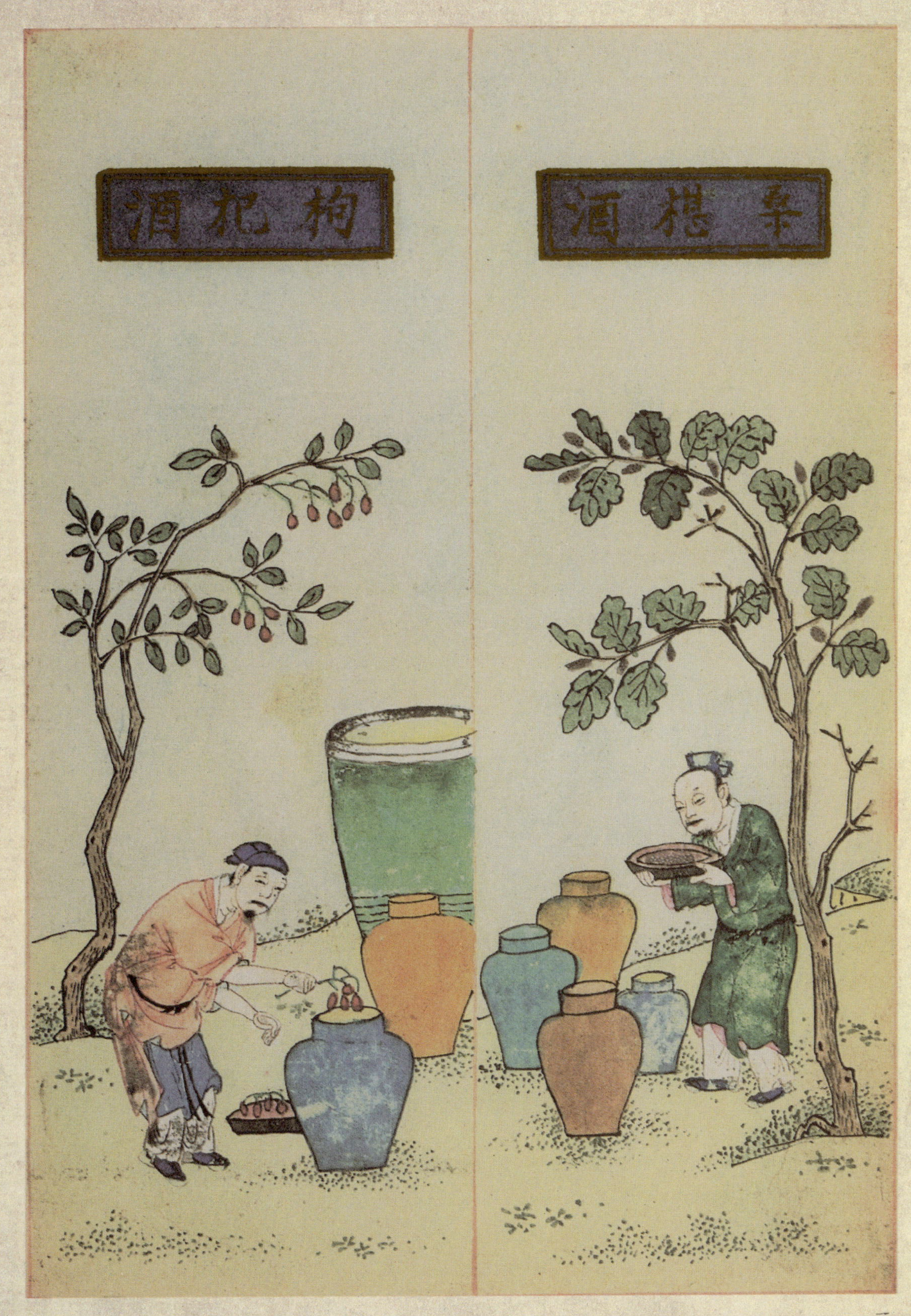

◉白酒

◉醇酒

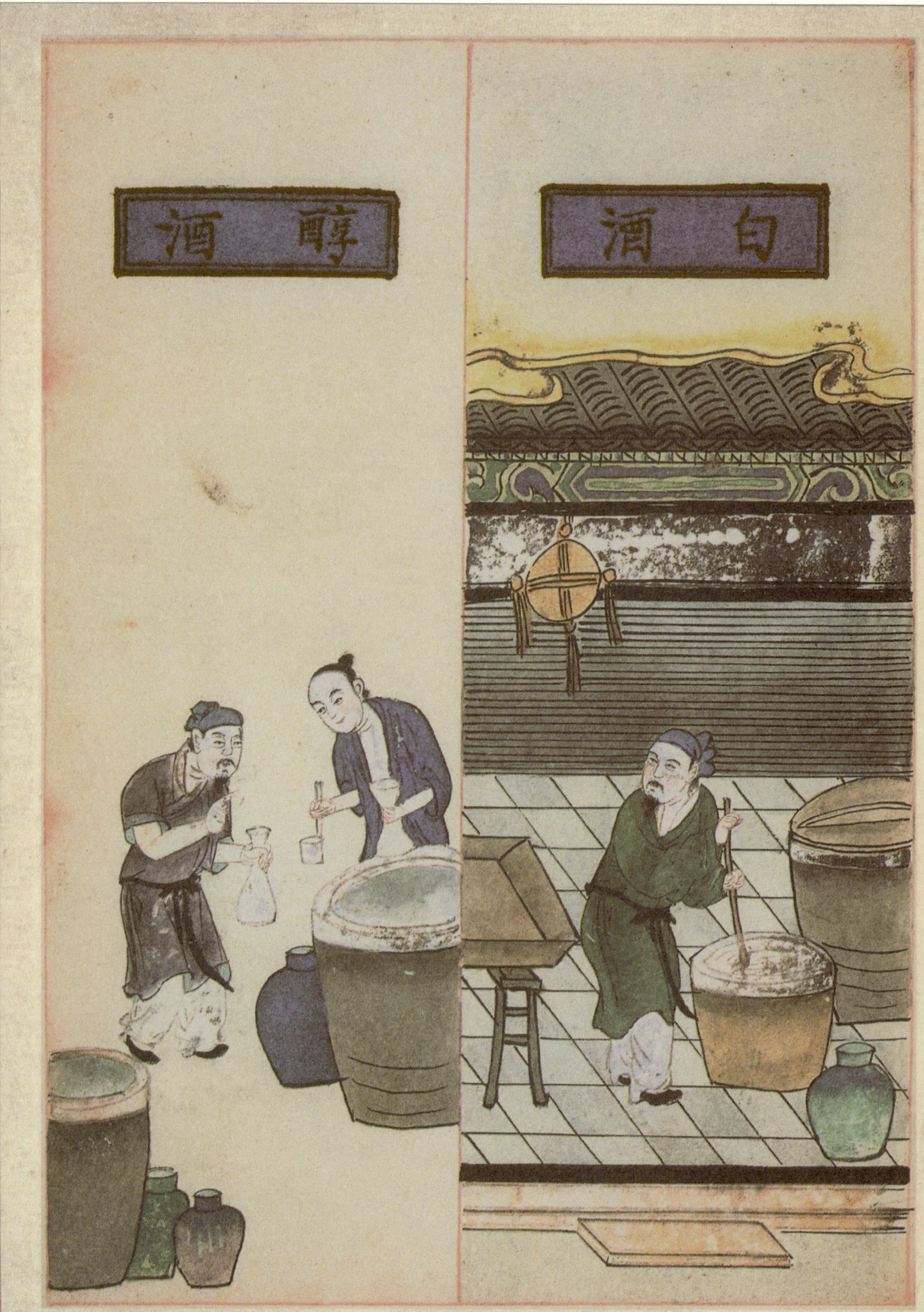

酒大熱有毒主行藥勢殺百邪惡毒氣行
諸經而不止通血脉厚腸胃禦風寒霧
氣養脾扶肝味辛者能散爲導引可以
通行一身之表至極高之分苦者能下
甘者居中而緩淡者利小便又速洩清
水白麴白糯米不犯藥物無醃潔水冬
月釀成此真正酒也少飲益人廣西蛇
酒壜上有蛇數寸許言能去風其麴乃

山中採草所造良毒不能無慮江西麻
姑酒以泉得名今真泉亦少其麴乃羣
藥所造浙江等處亦造此酒不入水者
味勝麻姑以其米好也然皆用百藥麴
均不足尚淮安菉豆酒麴有菉豆乃解
毒良物固佳但服藥飲之藥無力亦有
灰不美南京瓶酒麴米無嫌以其水有
醶亦着少灰味太甜多飲留中聚痰山

東秋露白色純味冽蘇州小瓶酒麯有葱及川烏紅豆之類飲之頭痛口渴處州金盆露清水入少薑汁造麯以浮飯法造酒醇美可尚香色味俱劣於東陽以其水不及也東陽酒其水最佳稱之重於它水其酒自古擅名事林廣記所載釀法麯亦入藥今則絕無惟用麩麵蓼汁拌造假其辣辛之力蓼亦解毒亦

無甚碍俗人因其水好競造薄酒味雖
少酸一種清香遠達入門就聞雖鄰邑
所造俱不然也好事以清水和麩麴造
麯米多水少造酒其味辛而不厲美好
不甜色復金黄瑩徹天香風味奇絶飲
醉並不頭痛口乾此皆水土之美故也
紅麯酒大熱有毒發脚氣腸風下血痔
瘻哮喘欬嗽痰飲諸疾惟破血殺毒辟

山嵐寒氣療打撲傷則尤妙也暹羅酒以焼酒復焼二次入珎貴異香每壜一箇用檀香十數斤焼煙薰之如漆然後入酒蠟封埋土二三年絶去焼氣取出用之有帶至船上者能飲之人三四盃即醉價值比當數十倍有積病者飲一二盃即愈且殺蠱予親見二人飲此酒打下活蟲長二寸謂之鞋底魚蠱枸杞

酒補虛損去勞熱長肌肉益顏色肥健人止肝虛且淚菊花酒清頭風明耳目去痿痺開胃健脾暖陰起陽消百病葡萄酒補氣調中然性熱北人宜南人多不宜也桑椹酒補五臟明耳目狗肉酒大補然性大熱若陰虛人及無冷病人飲之成病豆淋酒以黑豆炒熟用熱酒淋之療男婦諸風產後一切惡疾酒不

可與乳同食冷氣急白酒同牛肉食腹
內生蟲丹溪云酒濕中發熱近於相火
喜升大傷肺氣助火生痰變為諸病又
云醇酒宜冷飲先得溫中之寒以潤肺
一盃也次得寒中之溫以養胃二盃也
冷酒不可多飲三盃愚謂人只知不飲
早酒而不知夜飲更不宜睡而就枕熱
擁傷心傷目夜氣收斂酒以發之傷其

清明既醉既飽飲食聚中傷勞脾胃停濕生痰酒能生火助欲因而不謹致病

朱子曰但以醉為節可也

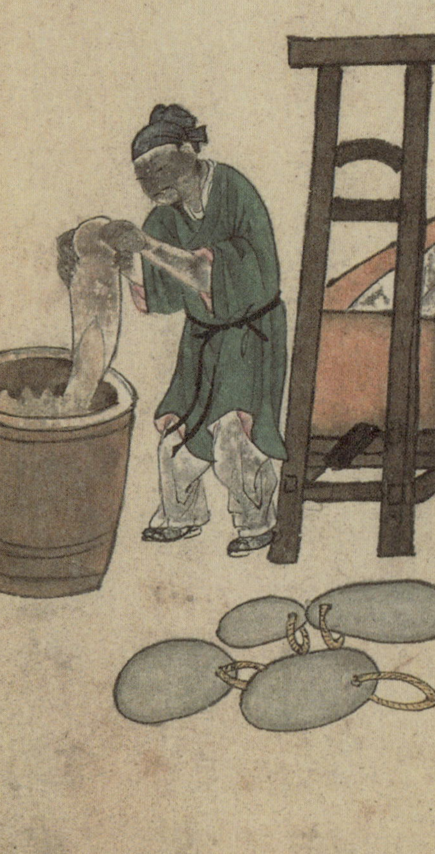

糟味鹹温中消食殺魚腥去菜毒潤皮膚

調臟腑

◉蒙山茶

茶

◉宜興茶

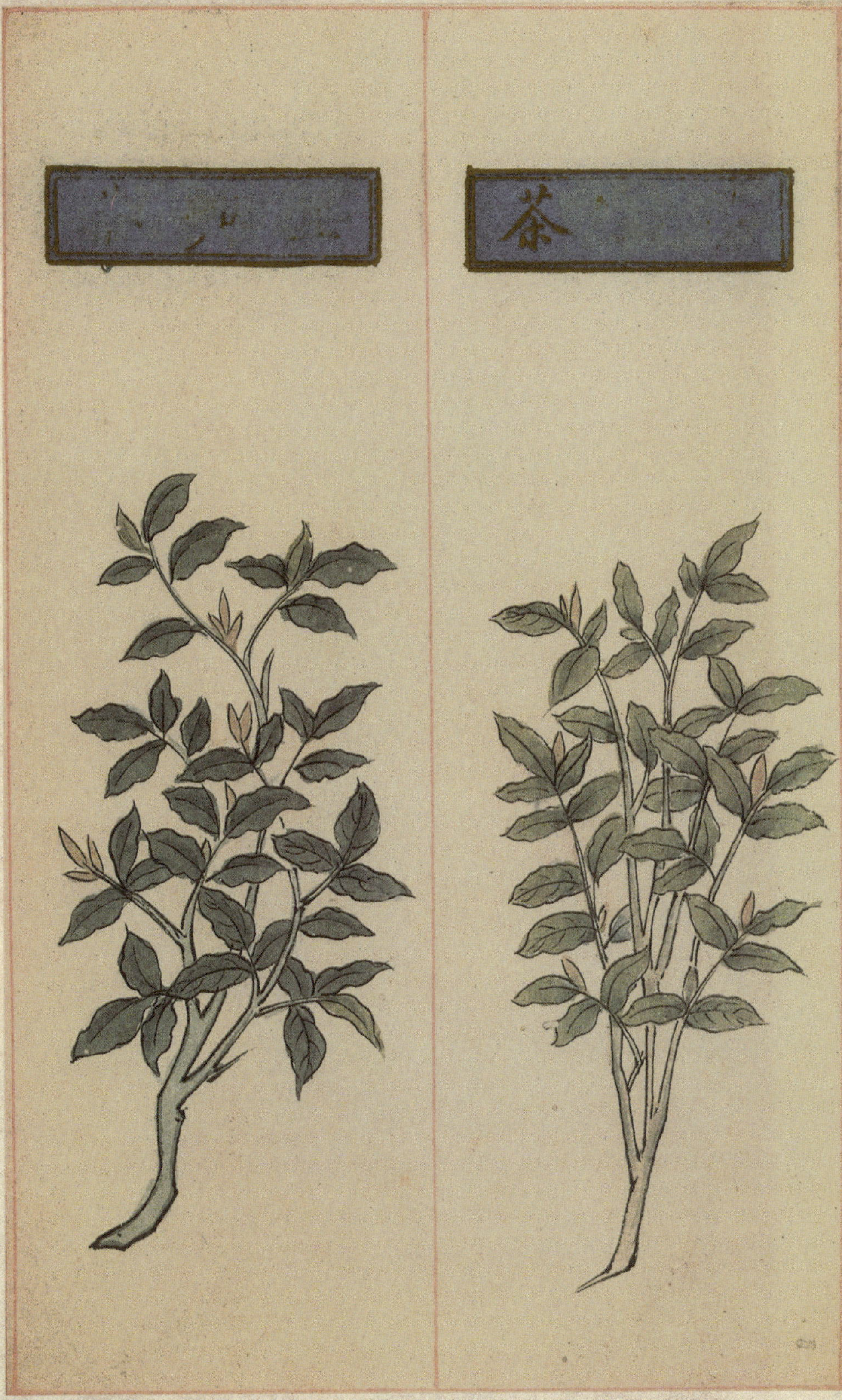

◉陸安茶

◉東白山茶

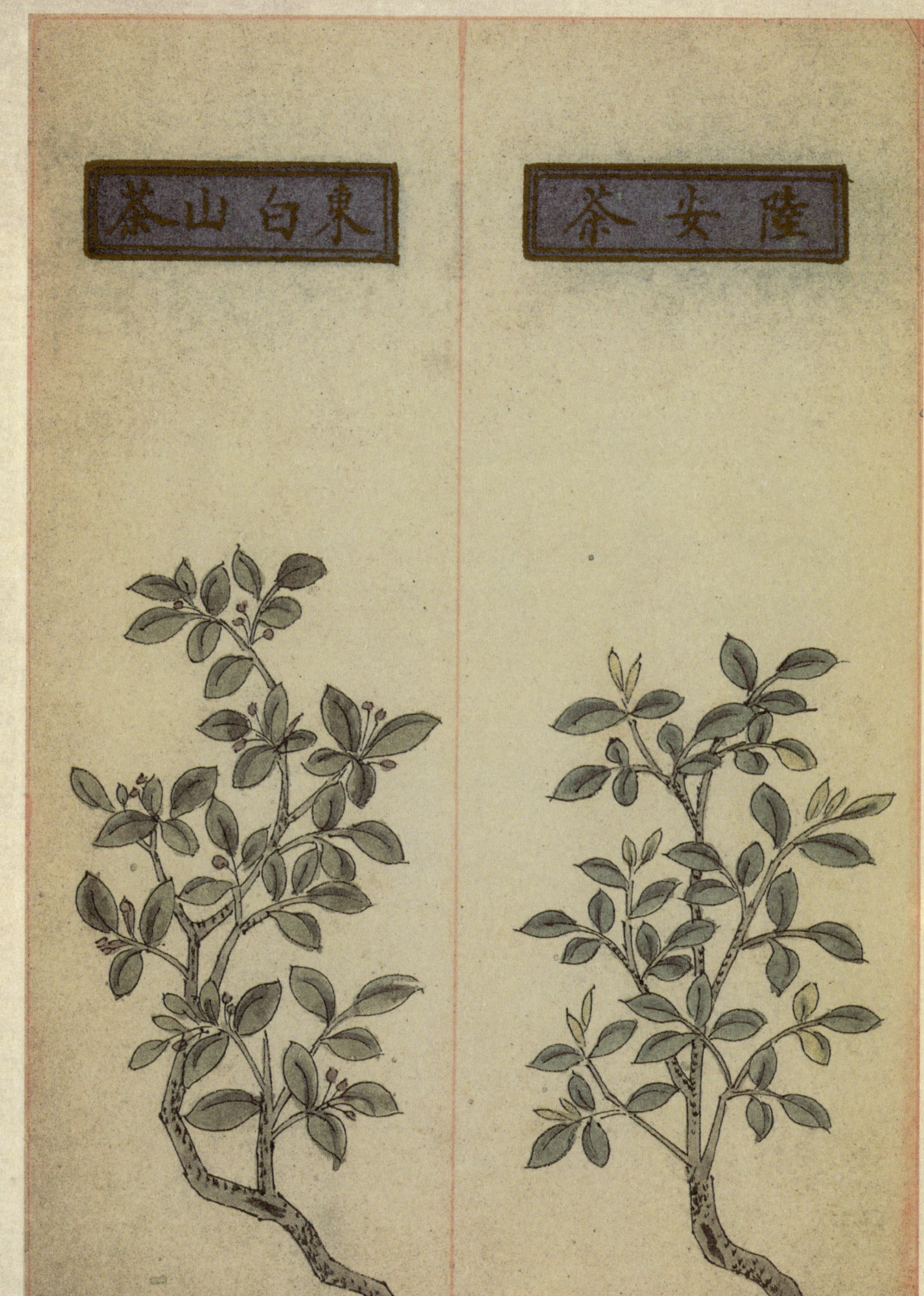

◉神華山茶

◉龍井茶

閩蠟茶

蜀苦茶

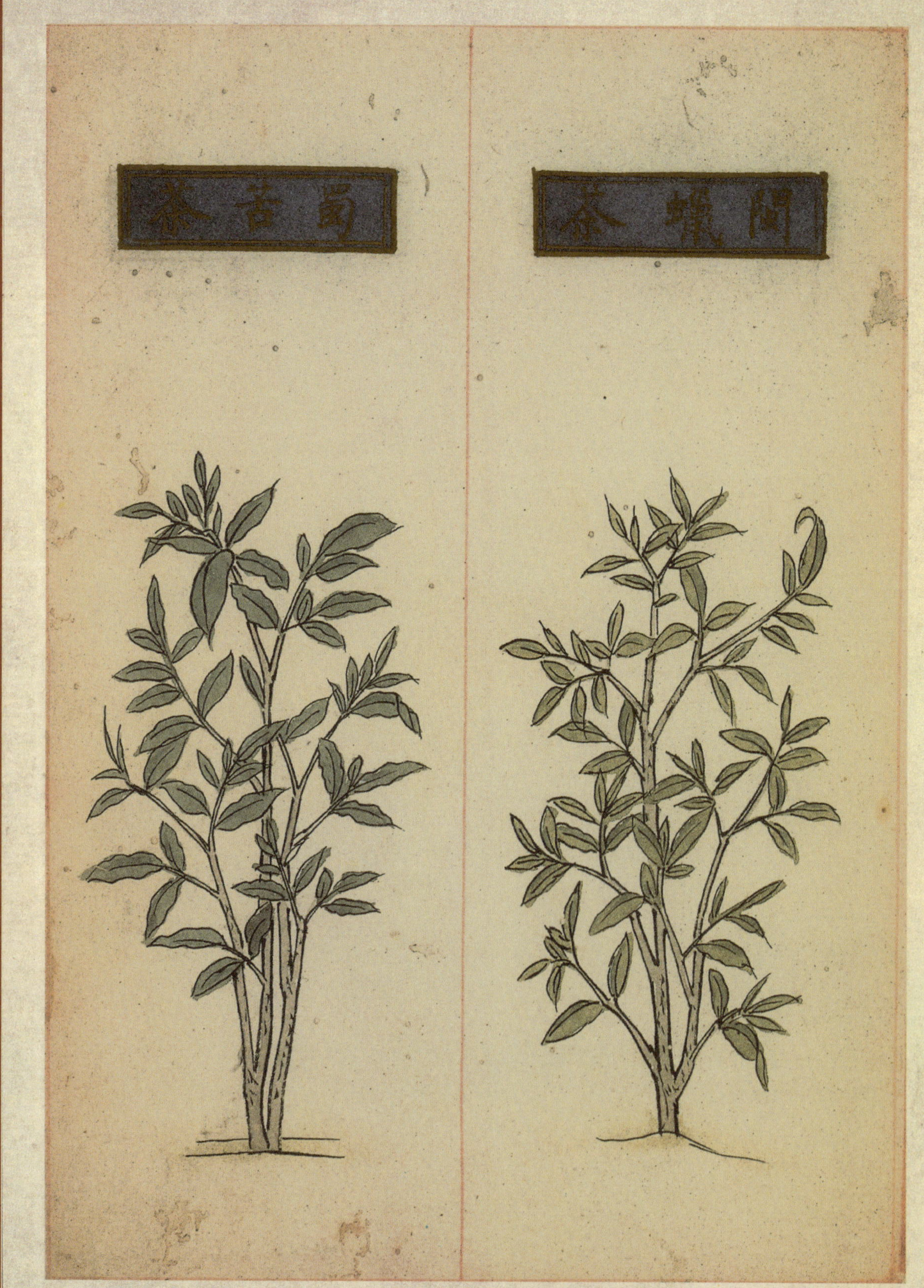

◉寶慶茶

◉廬山雲霧茶

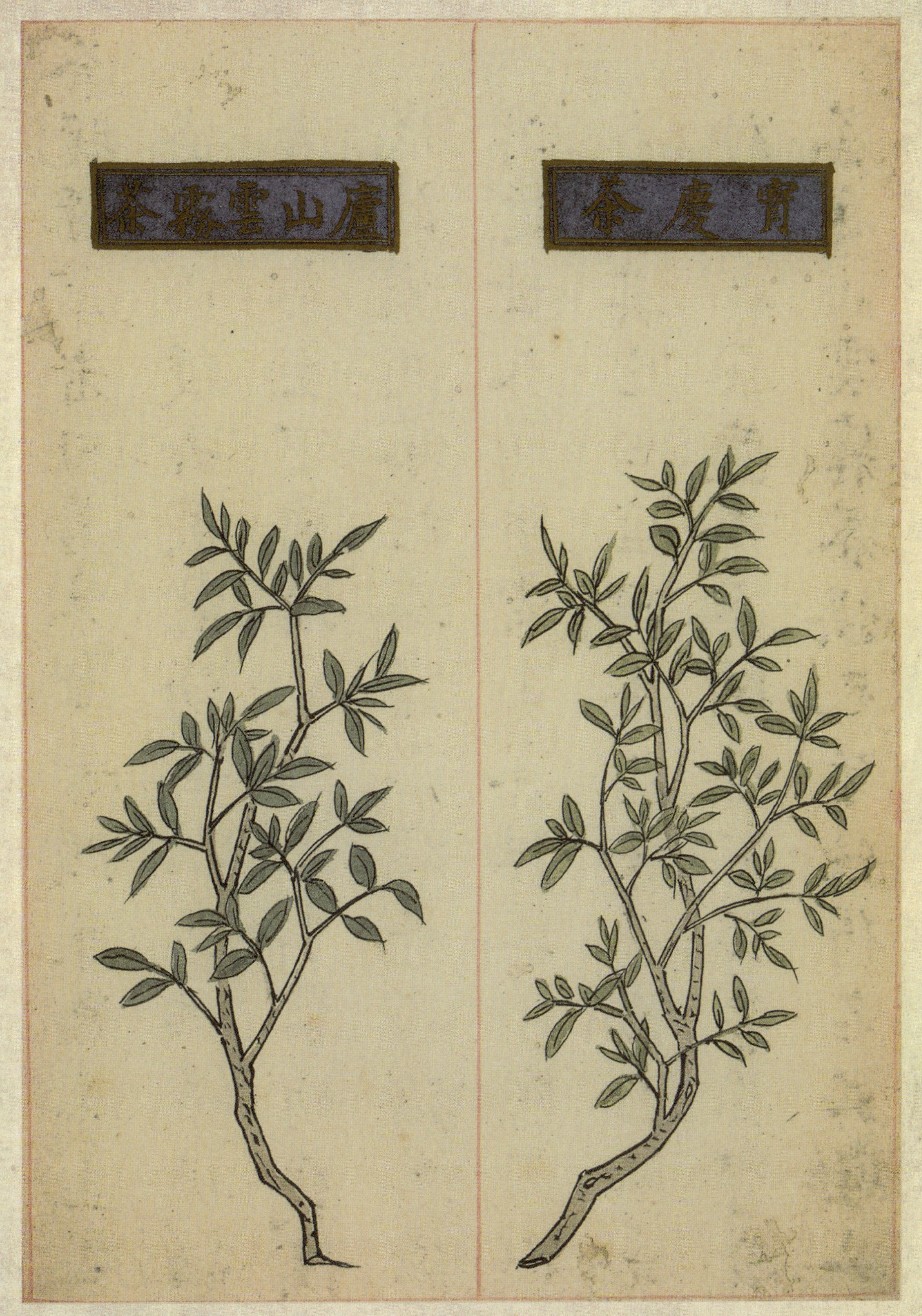

茶晚採麄者曰茗味甘苦微寒無毒主瘻瘡利小便去痰熱渴令人少睡早採細者曰茶主下氣消食已上本草所載後代諸家及茶經茶譜茶錄等書論悉備矣近世人所用蒙山茶性温治病因以名顯其它曰宜興茶陸安茶東白山茶神華山茶龍井茶閩蠟茶蜀苦茶寶慶茶廬山雲霧茶俱已味佳得名品類土

產各有所宜性味不能無少異大抵茶能清熱止渴下氣除痰醒睡消食觧膩清頭目利小便熱飲宜人冷飲聚痰久去人脂令人瘦又常聞一人好食燒鵝日常不缺醫者謂其必生脾肺癰疽後卒不病訪知此人每夜必啜涼茶一碗解之故也茶能觧炙炒之毒於此可見矣

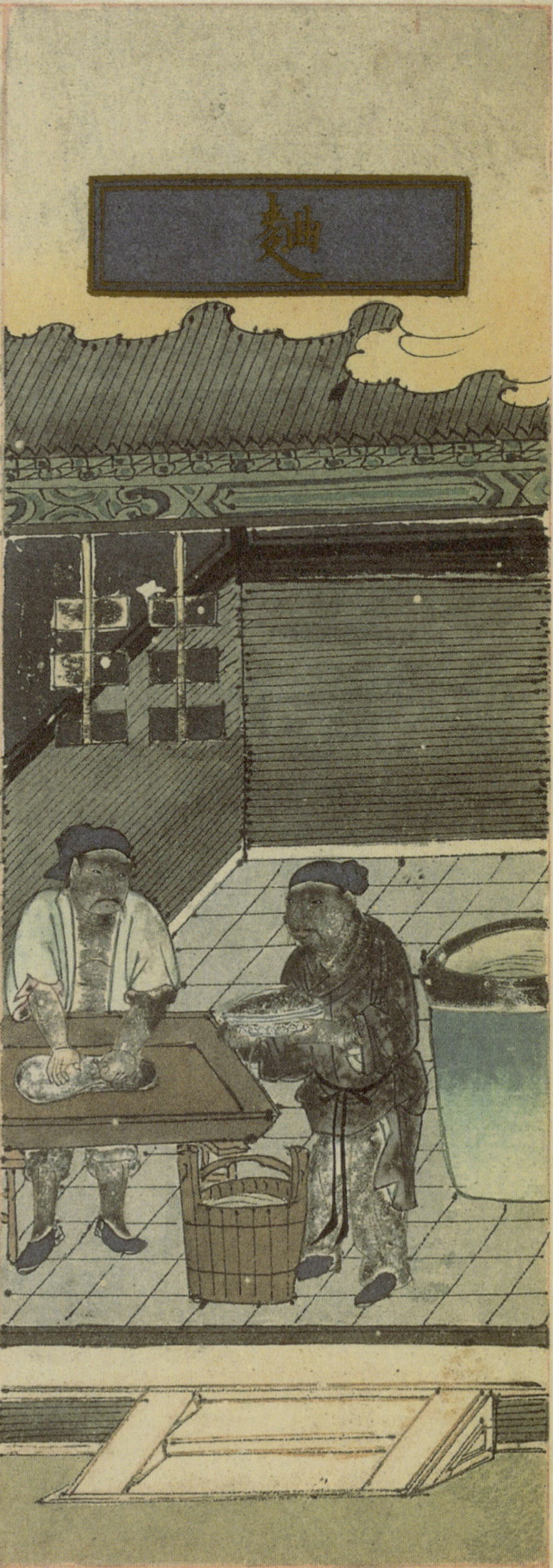

麯

麯味甘温調中下氣開胃化水穀消宿食主霍亂心膈氣痰破癥結去冷氣治赤白痢治小兒腹堅大如盤落胎下鬼胎六畜脹者煑汁鑵之愈人反悶滿胃劾

神於藥

酥

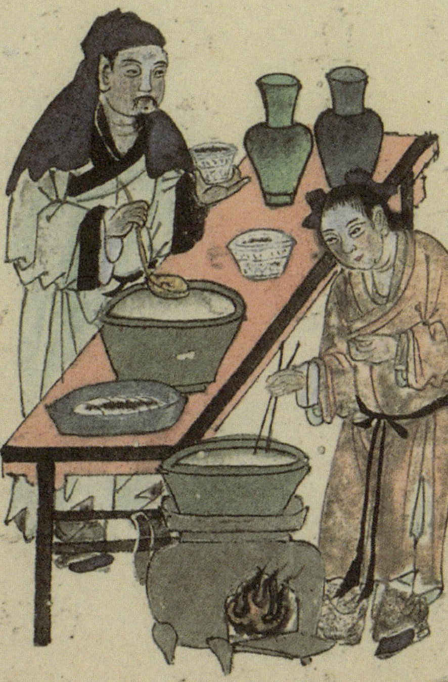

酥微寒甘肥補五臓利大腸主口瘡酪味甘酸寒無毒主熱毒止渴解散發痢除胸中虛熱身面上熱瘡肌瘡醍醐主風

和脾氣通潤骨髓乳腐潤五臟利大小
便益十二経脉微動氣四種皆一物所
造牛乳羊乳馬乳或酪或合為之四種
之中牛乳為上羊次之馬又次之而則
乳性冷不堪入品矣衆乳之功總不及
人乳昔張蒼無齒置乳妻十數人每食
盡飽後年八十餘尚為相視事耳目精
神過於少年生子數人頤養之妙也

辣米

辣米味辛辣氣太熱有毒破氣燒脾發五痔癰瘍昏耳目致浮腫虛恚子榨油味甘温又愈百病

右五味所以調和飲食日用不可無

者素問曰陰之所生本在五味人之
五宮傷在五味蓋人之有生賴乳哺
水穀之養而陰始成乳哺水穀五味
具焉非陰之所生於五味乎五味益
五臟過則傷焉如甘喜入脾過食甘
則脾傷苦喜入心過食苦則心傷鹹
喜入腎過食鹹則腎傷酸喜入肝過
食酸則肝傷辛喜入肺過食辛則肺

傷非五味之傷於五味乎況醬酢之
味皆人為之尤能傷人故曰厚味發
熱人若縱口腹之欲飲食無節未有
不致病而夭其天年者矣故飯糗茹
草不害虞舜惡酒菲食不害夏禹疏
食菜羹不害孔子夫聖人尚如此況
其下者乎所以然者又在於養心養
心莫善於寡欲欲者飲食類也飲食

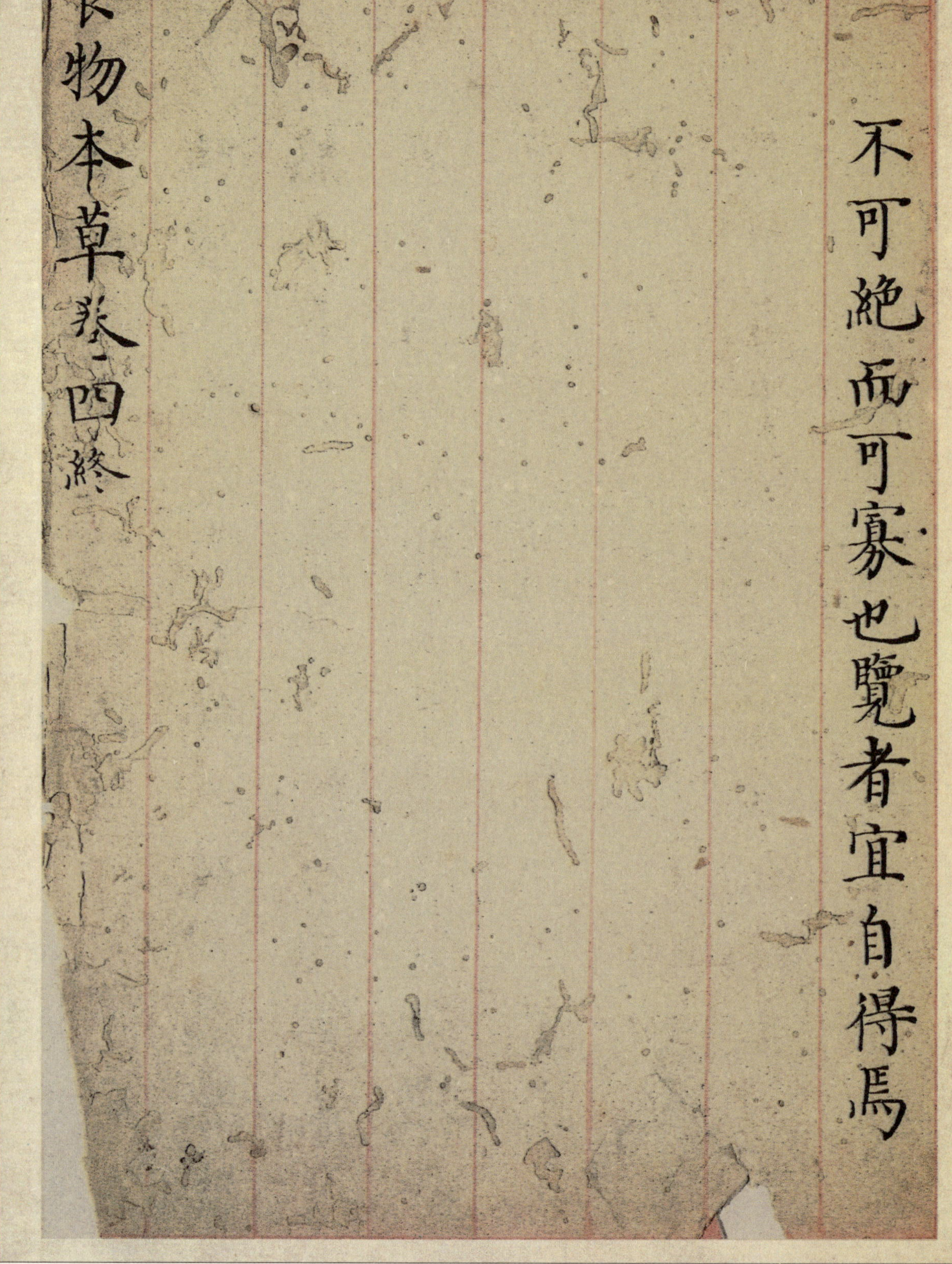

不可絶而可寡也覽者宜自得焉

食物本草卷之四終

圖書在版編目（CIP）數據

食物本草 /（明）佚名撰.－北京：北京圖書館出版社，2007.7

ISBN 978-7-5013-3497-1

Ⅰ.食… Ⅱ.佚… Ⅲ.食物本草 Ⅳ.R281.5

中國版本圖書館 CIP 數據核字（2007）第 097847 號

書名　食物本草

著者　〔明〕佚名　撰

出版發行　北京圖書館出版社（100034 北京市西城區文津街七號）
Tel:（010）66151313　Fax:（010）66174391
E-mail:Btsfxb@nlc.gov.cn
Website:www.nlcpress.com

印刷　北京聯興盛業印刷有限公司

裝訂　北京畫中畫印刷有限公司

開本　十六開

印張　三三・七五

版次　二〇〇七年七月第一版第一次印刷

書號　ISBN 978-7-5013-3497-1 / R・30

定價　二八〇圓（精裝）　八八〇圓（豪華裝）